U0921721

精气神中医理论临床应用

薛有平 编著

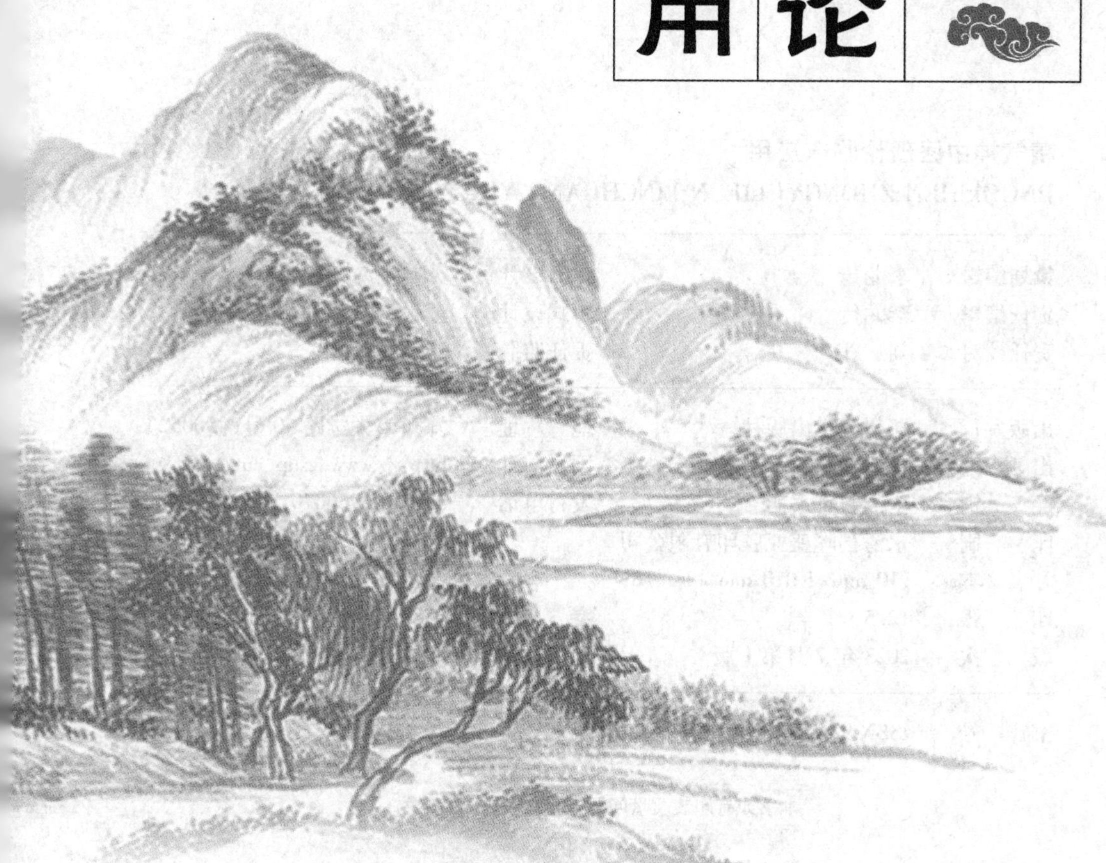

郑州大学出版社

图书在版编目(CIP)数据

精气神中医理论临床应用 / 薛有平编著. — 郑州 : 郑州大学出版社, 2023.7(2024.6 重印)
ISBN 978-7-5645-9792-4

Ⅰ. ①精… Ⅱ. ①薛… Ⅲ. ①养生(中医) Ⅳ. ①R212

中国国家版本馆 CIP 数据核字(2023)第 121896 号

精气神中医理论临床应用
JINGQISHEN ZHONGYI LILUN LINCHUANG YINGYONG

策划编辑	李龙传	封面设计	苏永生
责任编辑	李龙传	版式设计	苏永生
责任校对	刘　莉	责任监制	李瑞卿

出版发行	郑州大学出版社	地　　址	郑州市大学路 40 号(450052)
出 版 人	孙保营	网　　址	http://www.zzup.cn
经　　销	全国新华书店	发行电话	0371-66966070
印　　刷	永清县晔盛亚胶印有限公司		
开　　本	710 mm×1 010 mm　1 / 16		
印　　张	12.5	字　　数	158 千字
版　　次	2023 年 7 月第 1 版	印　　次	2024 年 6 月第 2 次印刷

书　　号	ISBN 978-7-5645-9792-4	定　　价	59.00 元

前言

中医学中，“精气神”三宝，又称“三藏”，是主宰人体正常生长发育、成熟的基础理论。人体内的这三个宝藏，为五脏六腑、四肢白骸、十二经络之根源，如果人体“精气神”“三藏”能宝而藏之，则人元气充沛，百病不得；三藏之中，以心神为帅，统领精气，以心为要，可五脏安和，气血通畅，无疾病之苦，寿臻百岁。

笔者总结多年中医临床经验，结合现代的临床医学、药学，以及针灸、饮食等科学理论，撰写成本书，主要内容包括精宝论、气和论、明心论、饮食论、疾病变化论、全形修身论及少林易筋经外壮功法、呼气养身法、冷灸益气法、辟谷祛病法等11个单元，既独立成篇，又互相呼应，能对学习中医者、西医后学者，以及病人祛病、老年益寿等方面大有裨益。

在国家大力弘扬中医药文化过程中，需要更多懂中医、知中医的人员来实践，基于这个出发点，也希望通过本书，让更多爱中医、学中医、用中医的人员，用中医药文化知识获得身心健康。

希望本书能对读者健康生活方式的养成和健康素养的提升有所帮助，错漏之处敬请指正。

薛有平

2023 年 5 月

目录

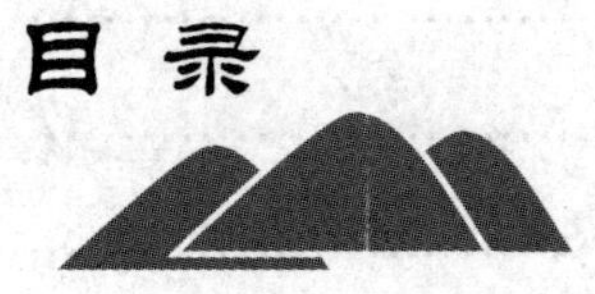

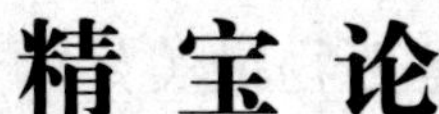

精宝论

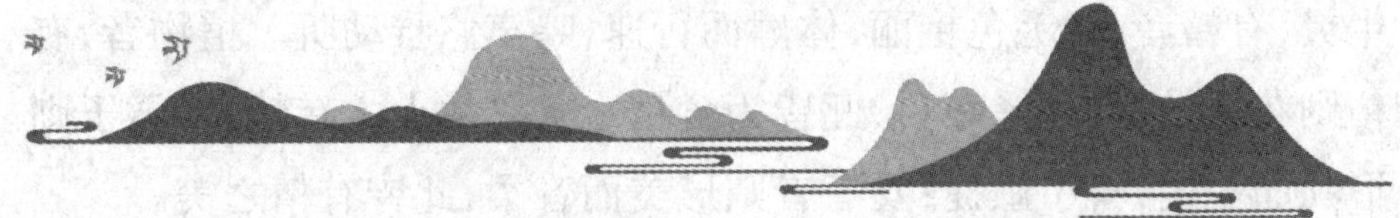

精是人体生命活动的最基本、最原始的物质，是人体元气的物质基础；精，气化后，可以温润脏腑、十二经脉及四肢百骸、五官九窍等，可以说，精是人体的生命之本。

一、精的分类

精大致有两种分法，第一类分法是广义之精和狭义之精。广义之精是指如血、津、液、脏腑之精共四种，唾液类等有形的流动的液体则归属于津的范畴，都包括在广义之精的范畴；而狭义之精，就是专门强调肾中所藏的肾精，此精有促进人体青春期生长发育、人体生殖、骨骼发育等方面的作用。如人体在发育过程中，男子的精液异常导致的不育症，女子的幼稚子宫，月经异常，医家多诊为精亏。

第二类分法是指先天之精和后天之精。先天之精是指禀受于父母，由父母所授，精血所化，生来具有的，先天的生命原始动力；而后天之精，是指人出生之后，通过自身向外界摄取营养物质，而化生为人体所需之精。

先天之精与后天之精共同构成了人体之精，即言人体中各个器官等所存之精都是由先天之精和后天之精共同化生的。

二、精的功用

精者，万物之美，人体之根，阴阳之源，生杀之本。

万物有精者皆美，精是万物最美好的精微物质。君不见，万种生灵，有精者，皆毛色艳丽，体健而行速，鸣声悠雅动听。植物者，有精则花色灿烂，色泽夺目，此皆为含精之美。故人之有精者，男子则形壮而貌俊，身手敏捷；女子者则形美而音柔，此皆有精之美。

无精之人则形弱体衰，肤枯发白，齿落骨松，行缓音弱，力小而胆怯，息短而气促，万物皆然。所以说，精是万物之美。

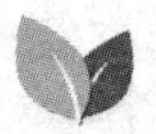

精是人体性命所系的根源，为人体元气之根，故《黄帝内经·素问·上古天真论》曰："女子七岁，肾气盛，齿更发长；二七天癸至，任脉通，太冲脉盛，月事以时下，故有子；三七肾气平均，故真牙生而长极；四七筋骨坚，发长极，身体盛壮；五七阳明脉衰，面始焦，发始堕；六七三阳脉衰于上，面始焦，发始白；七七任脉虚、太冲脉衰少，天癸竭，地道不通，故形坏而无子……"《黄帝内经》中所言的"天癸"，就是指催动人体生长发育，而后又产生后天之精的先天之精的名称，是指天一癸水，源于先天之精。

精者，藏之于肾，体阴而用阳，为人体生命和十二经脉之根本，是人体之根，五脏之阴气皆赖此精而得以滋养，命门赖此精而能化火生气，脾胃赖此而得以腐熟水谷，而气血化源充沛，肺得此精气之养而气得以降，心赖此而血脉得以温通，膀胱赖此，而水液通调，等等此类，所以说，精为人体之根。

精者，阴阳之源：精实为人体气血生发之宅，有精之人，即便得病因气血可以速生，故可以短期好转或康复。何以言此，有精者，则精可化气，而气又可帅血，故气血同生，为阴阳变化之源。

精者，生杀之本：万物及人者，有精则生，无精则亡。若留得此精，则形不衰命得保，寿命得延；无有此精，则形易亏而命速衰，此即谓精者,生己、杀己之本也。

精者,天地父母两精相合(现作精卵),而有己身,此一点元精,寄于命宫,即两肾之间的丹田,医家谓之命门。此一点元精,得后天水谷之气涵养,则原阳发动,推动五脏六腑,迅速发育成人,故常曰:小儿乃纯阳之体(因气旺而形弱之故),伺成熟之后,元精得后天之气的涵养,则五脏之精气始化生为后天之精(指生殖之精),后天之精随着耗损,终老则精绝而亡。故元精一亡,则人体之生机化育停息,而人必亡,故曰精竭人亡。

故精若藏之为生养之宝,若泄之则生人为凡,所以仙家有"顺则凡,逆则仙,练功全凭颠倒颠。"所以传统上认为,肾精宜宝而藏之,因为肾为先天之本,为真阴之脏,性命之根,特受五脏六腑之精而藏之,故肾精旺,则五脏六腑之精亦旺,肾精弱则五脏六腑之精亦弱。反之,五脏和则肾精可迅速化生。

三、精与血的关系

肾主藏精,肝主藏血。精藏于两肾之间,藏于内则为元精,下注于肾则为肾精,为气血之根;发于外则为气,其精气内敛上注于髓、贯通于脑。

血者,藏于肝。若人之气血不耗,归精于肾而为精;精不泄,若归于肝则为血。故精足则可以血旺,精败则血衰。精实为人体之气血之根。

所以两者皆归在下焦肝肾,下焦的元气,其常为动气。

四、万物皆因精绝而亡

君不见,万种生物,皆因精绝而亡。如雄蚊者因交而亡;河蟹者,为繁殖,历经月余,至近海口,雄蟹交完而亡,而雌蟹者则孵育出小蟹而亡;昆虫中如蜜蜂中的工蜂,亦如此待交配几次则精绝而亡。

观赏鱼中的热带鱼，其雄鱼者，色泽艳丽，如不交则体壮而形美，若多交则体易衰而形速败矣；又如近海鱼中的大马哈鱼，雄鱼交完则亡，雌鱼等孵化完小鱼则一命归西。

植物者亦是如此，百花盛开之时，植物的雌蕊及雄蕊发出信息，待花粉一接触，花色即失，花瓣速败，笔者曾有意识地观察仙人球类的花瓣，平常花期一天以内仅几个小时，夕开夜败。有一次，我做了一个小小的实验，将花瓣中的中心花蕊（雌蕊），用纸轻轻地包住，摘取雌蕊，结果，白色的仙人球花连续开了一周余，都挺立不阖，终而只有将整花剪除。从这个实验中，就可以得出，精亦是植物之根本，万物皆然。

所以万种生物者，因护其命宝，则形壮而寿，竭其精者则体衰而易夭。所以精者为生杀之本。

而人者，为万物之灵长，若能盗天地，夺造化，清心养性，调神固元，则必远离疾苦，臻寿考之境界。

惜当今世风，追求物质，贪得享受，图感官之声色娱乐，不知护其命宝，昼夜耗损，贪溺于娱乐之中，却不知命宝者，犹如深山之金矿，金矿终有采完之时。命宝者，又如山涧之谷井，井亦有泉枯之时，而人体之命宝，终有矿竭井枯之时。当今世人只知采伐耗损，却不知护宝节源，爱惜精气，悲哉，故待百病缠身，日暮西山，残花将谢之时，方得知一点端倪，然而此时，命宝已尽，如何护身救命。

吾妻高氏天虹，有一远亲张君，年方三十，因患有精神病，长期服用镇静剂，其后得肾衰竭而亡，后问其家属病史，方得知，张君患有多年手淫，每每非法出精，耗其命宝，此实为体衰之根本，而凡医，只知治其病，用药治疗肾衰竭，却不知固护元气之根本，终而精竭金枯，人体无护身之阳，壮年而亡，正值英华之年，悲哉！

又吾同僚之友，王君，早年下海经商，经十余年奋斗，于20世纪80年代初就拥有百万资产，掌管一房地产公司，配有私车，控股几

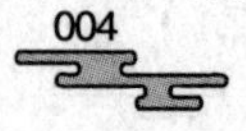

家公司，可谓商海有成，堪称商海中的佼佼者，却不知护宝固元，以成大业，却伴则“小秘”，视则美色，白日笙歌，夜晚丧宝，至肝癌染身，仍不知固元护宝以调养之，未及天命之年而亡。

故曰：精者，人身之根也。人之有精，犹如树之有根也；枝叶虽病，如根蒂无碍，则生机不息，病可以治也；人若有病，如精尚存，则生机不止，先施人以固元秘法，再行调神、运气、行气之法，则可以治。如精竭之人，生机已止，以何救治？

五、先天之精与后天之精的区别

先天之精，实乃元精，禀受于父母，是人体生长发育的先天之基因，是推动人体生长发育成熟、完成整个生长壮老已过程的物质。它包括了脑垂体分泌的生长激素及生殖系统的附属器官所分泌的雄性、雌性激素在内的诸多含内分泌功能之精微物质，皆由先天之精所主宰，是人体盛衰之根本。

后天之精，是指人体发育成熟后，促使人体生育繁殖的精微物质。男子是指精子精液、前列腺素等，而女子是指包括经、卵等，均为后天之精。后天之精与先天之精，虽然各不相同，但是又相互依存，相互为用，先天之精，又须赖后天之气的不断培育和补充，方可发挥其正常的功能；而后天之精的化生及消耗，又须依赖先天之精的活力资助，二者相辅而成。然先后天之精，均在肾中寄归，在肾中化为肾气，故无论肾阴或肾阳，均是以其中所藏的精气作为物质基础，故不论肾阴虚或肾阳虚，都是肾中精气不足的表现。

六、耗损精亏、百病之根

肾为气血之根，五脏气机之源，即言为百病之根。

人若有一份元精，则存一份生机，因气旺之故；耗一份元精，便少一份生机，因气衰之故。然精气二者，皆由心神所主，因神为气帅，心为神主，故心神实为精气之司也。若于十二时辰之中，无视色泽，无听于声乐，无嗅于气味，无言于外，神不驰于外而返归于内，自然神蛰潜于内，心火不为妄动，而精气亦不为外惑所动，再用一点真意，时时心火下注，肾水上潮，自然水火既济，心肾不离，如此则肾精化为元气；若能保得精全，自然气旺而神自足矣。

故凡医者流，虽或知元精之作用，若虚者，或曰以药补之，然此已落于见病治病，治已病的后天之法。而医家之中，得道之大医、上工，以精为根，以气为药，以神为帅，以三藏三宝为灵根之大药，治一切难治之病，其功、其效，岂是凡医能比哉！故医家得道者流，如孙思邈、葛洪、朱丹溪、张景岳诸医，方能称为大医。

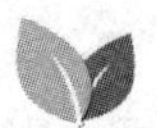

故精为气血之根，而肾为五脏之根。肾亏于下，则见：①心火浮于上，则病心悸、怔忡、健忘、失眠、神智不宁。②若肾亏、肾阳不足，下元虚冷，肾中之火不能上蒸与于中土，则坎火不温，中州不运，故病发为饮食不进，或胃胀撑满，或大便溏泄，故治此，当益肾固元为治本也。③或有喘咳发于肺系，伴气促息短，或有咽嗌不适，现代医学中的咽炎类等病，此类病变，皆标在肺，而其本在于肾，乃真阴亏于下，气虚浮于上，气不归元。其治，首须绝色欲，远房帏；至此，再服益肾滋水纳气之药，必当转危为安；若不守此禁，纵有仙丹，也难以为功。④慢性肝病，如肝炎、肝癌类，亦当保肾固元治疗。五行学说中，肾水肝木，肝为肾之子，肾水充足，则肝血得养肝气易平而不亢张，若肾亏至真水不足，则肝之浮阳亦张，乃肝木失其真水润泽之故。故发病多为阳亢，然其治疗，虽用镇肝潜阳之法，仅为治标之法；其本尚需柔肝补肾，非肝肾同补而不能治，医中前贤，叶君天士，屡用益肾柔肝之大法，可为我辈楷模。

精亏尚易导致全身的其他病症，如精气亏损易见到全身的关节炎，即中医的痹证、腰痛，现代医学的风湿性关节炎及类风湿等证，男性尚有小便频数、夜尿增多，夜间可以多达 5 ~ 6 次。精气亏

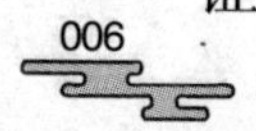

损，也容易发生口腔溃疡、虚火牙痛及咽喉肿痛等证。所以愚以为精亏导致的疾病，临床上十有七八。

故人体之患、脏腑之病，皆以精为根，此实为医家前修之格言，非有真知灼见，安能达此。

七、医家丹田论

丹田，是历代性命修炼者都强调的最基本的意守之地，不同流派有自己的看法。我黄帝医家流派，在经络腧穴上早有明示：丹田者，其位在两肾之间，其前为气海穴，后为命门穴，上界为神阙穴，下界为关元穴。在女子，则正对女子胞区域，此处区域，医家多记载为“胞中”，是人体元气生发之处，内寓先天之元精、元阳之气。《难经·六十六难》称此处为：“齐下肾间之动气者，人之生命也，十二经之根本也，故命曰原……五脏六腑之有疾者，皆取其原也。”《难经》早已明确指出丹田为齐下肾间之动气，是人体生命之根本，故此处历代修炼者皆认为是精气之根，脏腑之元。人皆赖此气而生。

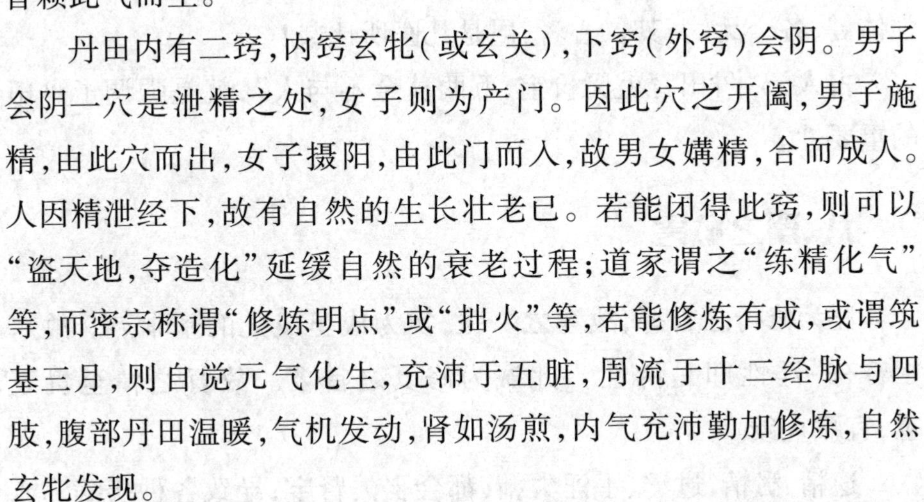

丹田内有二窍，内窍玄牝（或玄关），下窍（外窍）会阴。男子会阴一穴是泄精之处，女子则为产门。因此穴之开阖，男子施精，由此穴而出，女子摄阳，由此门而入，故男女媾精，合而成人。人因精泄经下，故有自然的生长壮老已。若能闭得此窍，则可以“盗天地，夺造化”延缓自然的衰老过程；道家谓之“练精化气”等，而密宗称谓“修炼明点”或“拙火”等，若能修炼有成，或谓筑基三月，则自觉元气化生，充沛于五脏，周流于十二经脉与四肢，腹部丹田温暖，气机发动，肾如汤煎，内气充沛勤加修炼，自然玄牝发现。

丹田内蕴藏，先天父母所授先天之真元之气，《黄帝内经》谓之“天癸”，即先天之水，含真元之气，寄于丹田，得后天之水谷之精气之充养，因宗气而运，而布化于四肢百骸，运行于五脏六腑；行于表谓之卫阳之气，入于脉内称为营气，在肺则为肺气，在胃则为胃气，实为真元之气所在，若真元之气使得机体发育成熟，则此一点真元之气又渐化为后天生殖之精，既后天之肾精，若后天之精昼夜耗损，肾精若绝，则先天元真之气不久将绝矣。故真元若无，则生化不息之机将停也。若要得此先天真元之气久居于丹田，道家部分流派及修炼者绝对要求“男子练成须精气不漏，女子修成须经断无红”。此即为无漏，此虽然走向了绝对化，但诚为长生祛病、修炼内功之秘诀，修道之阶梯。

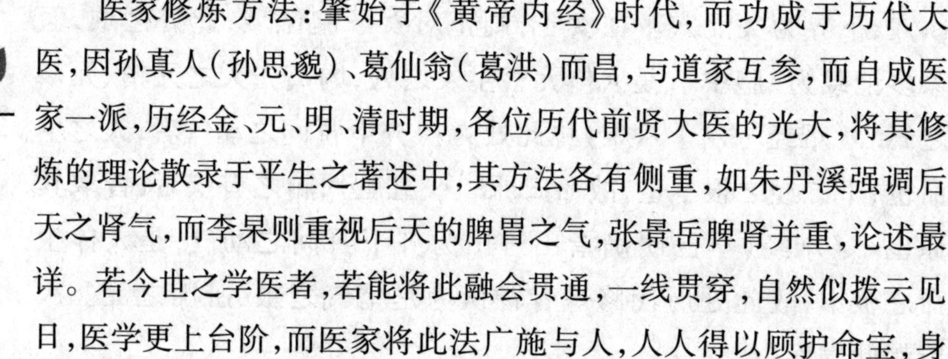

医家修炼方法：肇始于《黄帝内经》时代，而功成于历代大医，因孙真人（孙思邈）、葛仙翁（葛洪）而昌，与道家互参，而自成医家一派，历经金、元、明、清时期，各位历代前贤大医的光大，将其修炼的理论散录于平生之著述中，其方法各有侧重，如朱丹溪强调后天之肾气，而李杲则重视后天的脾胃之气，张景岳脾肾并重，论述最详。若今世之学医者，若能将此融会贯通，一线贯穿，自然似拨云见日，医学更上台阶，而医家将此法广施与人，人人得以顾护命宝，身强体健，各个无病，其仁心者，岂是凡医所比哉！

古人云“丹田育就无价宝，万两黄金不与人”，就是强调了丹田的重要性。

八、淫之危害

淫为修行之首恶，故淫之一关，实为成圣成凡的基本点。故六祖曾有“淫性即是佛性。”此诚为修真之首要。故肾之精至贵至宝，宜藏宜敛。

遗精、滑精，过淫、手淫失精，都会丧失肾宝，导致各种疾病。或有人曰：“遗精等，失去的只不过是一些成熟的精液类，何必大惊小怪！”是的，表面上看，精液仅仅是一些蛋白质类，但是，精液的丧

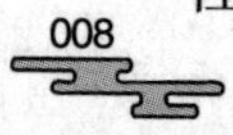

失，是因为自身的损耗，而又导致了先天之精亏损，影响人之身体，并非精液本身影响人体；而先天之精的减少，会加速人体的衰老。

或有人问："或有手淫，若不失精，是否无害？"储备在人体的精液等，一旦引动，无论是否排出到体外，都是对先天之精的损耗，且于身无补。就精液而言，其功能就是向外排泄而完成人道，以行使繁衍后代任务。如果一旦引动而不排泄，对人体有害而无益。传统上有按压会阴穴，以防止精液的外泄，似乎是不失精，其实，只不过是将精液逆回输精管而已，或由尿道上逆至膀胱后随尿液排出于外，对先天之精依然是损耗，对人体无益。试问：是否有薪已燃烧化为炭，而又有复为薪的方法？所以说，只要有意动精摇或手淫伤精，都是对先天之精的损耗，对人体都是有害的。

先天之精可以生后天之精，但后天之精不能生先天之精；后天之精仅能养先天之精。而后天之精的消耗，亦会导致先天之精的不足。所以仙家、丹家及部分医家对此认识颇深，多有"节欲保精"以养先天之论。

九、固元敛精秘法

（一）医家小周天秘法

取坐位或者站位；吸气时意想气由会阴穴吸至丹田及神阙；呼气时，意想气由神阙丹田，至会阴穴。

吸气时，要微用意用力轻；呼气时，要微微放松会阴穴，由此而形成了局部的医家小周天，初练习始，可无气感，待元气旺盛始，可自觉到气流的感觉，如此，可使丹田形成温暖的气流团。

（二）武功中小周天秘法

此法秘传于武术中南北各派，用此法结合技击，可以提高技击的实力。

吸气时，由会阴穴轻提，同时结合提肛收腹（为逆腹式呼吸），使气上行至两肾间命门，再到丹田，略停一下，再呼气，意想将气呼至会阴穴。久之，自有丹田元气气团形成，少年之人，元精无漏之人，5分钟之内感觉有腹部热感；中年之人须1～3个月方可觉气团；老年之人则更晚。

（三）少腹揉按固元术

先将自己的左右掌心互相摩擦，使其发热，尔后两手互相迭按，摩按少腹部位，此方法对于老年体弱，以及下元亏损、有遗精早泄病患之人颇有帮助，久久锻炼，可以增强体质。李梴在《医学入门》载："摩擦脐轮，不唯可以止精、止泻，且可以祛中寒、补下元，退虚热。"此法属于动功范畴，为健康长寿之秘诀也。

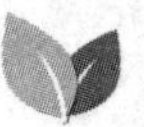

（四）站桩固元法

取立式（或坐或立均可），全身放松，以意领气，气从会阴穴（海底）吸至昆仑（头顶为昆仑），尔后呼气，意降海底，如此三遍，精就可以固守于丹田而收功。

注：气升昆仑时，会阴穴有凹陷的感觉；气降海底时，会阴穴有凸鼓的感觉，有股热气流，或者好像有道白光，在经脉（督脉）内，有上下升降的感觉。注意适当地延长呼气。

（五）梦失封金匮方法

肾所藏之精，对人体至贵至重，贵如黄金，故藏精之室尊称为金匮（金柜）。

此法载于《红炉点雪》：人有梦中遗精，或有梦中滑精者，谓之"梦失"；多因欲火炽甚，或肾虚不藏所致，预防治疗的方法，每当入睡，或睡醒之时宁神定志，控制气息，将两手搓热，分别擦丹田一十四下，又用两手擦胁腹部5～7次，左右摇肩2～3次，尔后气沉丹田，练停闭式呼吸法，功毕曲足侧卧，此所谓"封金匮"法。

以上五法皆属于有为之大法。有为之法,无外乎是通过人为的修炼方法,达到关闭地户(即会阴穴),使人体精气不泄,这是保守精气的外法。《黄庭经》"积精累气以成真""保守尔精可长活"就强调了固守精气的重要性。

(六)制欲三观法

欲火炽盛之始,一般凡人都不易控制,故有三观制欲之法。

1. 亲观法

即凡欲火旺盛之时,凡见一切女(或男)——宜作亲想,即老者宜作父母论,长者作姐(兄)观,及少者作妹(弟),幼者作女(子)观。

2. 怨观法

若欲火冲动时,见一切女(男)——她(他)是故意引诱我犯淫、耗我精宝,夺我宝藏;是披着美丽娇媚(或英俊潇洒)的蛇蝎虎狼、妖魔鬼怪,幻化迷人,侵蚀我心,在我神志失知时,将我用无形之绳索捆绑,被她(他)人利用,以达到她心中的目的;她愈是娇媚,心就愈毒,会让我长年受苦。

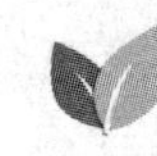

3. 不净观法

凡见一切女(或男)——美女与俊男的薄皮下,是一团腥浊的血肉、筋脉和骨头,体内是脓血屎尿,极其腥臭;七孔流出的是垢汗浊唾与臭秽的大小二便,犹如薄皮花瓶,内盛腐物,谁还会喜欢?

如有以上的三观制欲法门,虽然见到娇媚,心中想到的也不过是枯骨之外包着几层肥瘦之肉,欲火也就会消灭了。其实,人原本就是带肉的骷髅。

(七)素食制欲法

笔者对此专做亲身实验,发现若连续食肉则阳气旺盛,相火冲动,易导致阳强不倒;也易导致昏睡神浊,夜半遗精;而素食一段时间,则神清气爽,不易遗精,睡眠时几乎无梦,故素食是制欲节欲之主要方法。历代修真之书,或有记载腥浊味厚之品,易使人体欲火妄动,阳气难伏。若女子者,平素或经期荤食为主,则月经量多色红,易致经期延长。若少女者青春始动,或过食血食之品,或刺激之品,易导致崩漏异常等经病。西医会片面认为是骨髓及造血系统有异常。

或谓血肉有情之品中,内含有“激素”类物质故服用后,易导致阳气妄动,火不易降伏;而素食之类,则无有其害。且素食类物质有更深一层的含义,即博爱的境界,因素食是不食血肉有情之品,就是不杀生而间接放生。

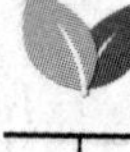

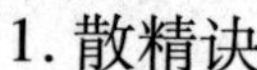

(八)练精化气秘诀

1. 散精诀

精回通夹脊,一气撞三关。耸肩撮谷道,仰目视泥丸。双手分开阖,辘轳九转还。拍顶轻三下,精化如云烟。此是还原道,非人誓莫传。

2. 固精诀

惯骑三足马,能牵独角牛,内提三十六①,黄河水②倒流。

3. 爱精诀

醉饱饥寒切莫亲,大劳荣卫损元精。贪欢巧取一时乐,气耗精枯自误身。

(九)卯酉周天固精法

将身体沿任督脉分为左右两部分,先意守丹田 3 分钟,再吸气,由左小腹经左边身体上升至头顶,略停一下,呼气时从右降下小腹,此为一次,左升右降一共做 36 次。然后做右升左降计 24 次,计

---

① 内提三十六:是指阳勃精欲出时,宜收腹提肛,撮闭谷道,逆腹式呼吸,配合呼吸一度,收腹提肛一次,共计三十六次。

② 黄河水:指精不外泻则肾水充足,犹如黄河之水,可源源不断滋润五脏六腑。

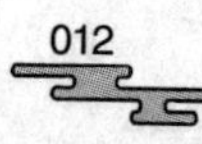

吸气时从右小腹经右边身体上升到头顶，呼时经左边呼至左小腹。收功时意守丹田10分钟，再做摩腹功即可。

（十）鸟飞式法治遗精

每天睡觉前，站立，脚后跟分开，前八后二（即两后跟距离约二寸）。

第一步，臀部肌肉夹紧，而不是提缩肛门（提缩肛门久了会造成便秘）。

第二步，两手慢慢举起作鸟飞状，动作要柔和，嘴轻轻地笑开，两肩放松，两手很自然地在身体两侧上下摆动。两手上举时脚跟提起，配合姿势向上。

第三步，手放下时，嘴巴轻轻闭上，同时脚跟配合姿势慢慢落下，站立时，脚步大拇指要用力抓地。手摆动时越柔和越好。注意力在手指尖上，自然可以感觉到有一股气到指尖上。

每晚睡觉前做十次，做时两腿肌肉会发痛，以后慢慢就会好了，再增加次数。

（十一）千峰老人戒失三法[①]《性命法诀全书》

1. 五龙盘体法

吾人于睡时，舌抵上腭，收神下藏丹田。心无空念，闭口气由鼻孔入，下降丹田，与气交合。水火合一，气息绵绵，神气相抱。似睡熟非睡熟。自然之睡其元精如何遗失？还有五龙盘体之法，诀曰："东首而寐，侧身而卧。如龙之蟠，如犬之。一手曲肱枕头，一手直摩脐腹。一只脚伸，一只脚缩。未睡心，先睡目。致虚静，守静笃，神气自然归根，呼吸自然含育。不调息而息自调，不伏气而气自伏。"照此睡法，自然无梦，保守元精不失。

---

① 千峰老人：《性命法诀全书》，中国医药科技出版社，1993年11月第1版。

2. 宴息法

如睡、打坐之前，宽放衣襟，呵出浊气，吸进清气，然后心平气和。静坐静睡时，耳不闻声，目不视物，闭口藏舌，舌抵上腭，心无思虑，鼻吸下降，四肢不动。凝一点元神，入于气穴。相依相恋，如炉中火种不断。久久养之，自然神足不思睡，气满不思食，精满不思欲。其身自壮而觉轻其心自觉明而灵，其气自觉气无而轻，其神自觉圆通而神明，如此便入长生路。此是宴息之法诀，与胎息诀远矣。

3. 胎息法

《性命法诀》收气诀：

闭住龙虎关决穴，
目守泥丸舌接督。
吸提呼降气归窍，
阳气升发急回中。

简释：闭住丹田的孔窍，吸气时，用真意由生死窍（会阴穴），望上一吸，便提气，提到脐下（气海穴），定住。呼气时再由绛宫往下一呼，降到真气穴，气散于周身。如此数回，真阳之气散于周身，色欲心消灭，阳物缩回为止，如何有后天交合之心？

这精气要足不足之时，内里作怪，发动淫根涨动，不定时间，有此现象。临睡时，平心静坐，将左手中指一回，点住之处，即是龙穴。此穴是活的，内气通心，故为龙穴。再用右手中指，点住龙穴，左中指伸开，即左手心朝上置于下，右手置于上手心朝下，两手的中指，互将手心点住，能闭心肾之气不动，将气管闭住。用神气即口鼻之气，神者，用眼转也，将内里真气收闭住，如何有遗失之患也？点住右手心，为虎穴，此穴内气通肾。

此龙虎二穴，上通心，下通肾精气管，用双手互相点住龙虎二穴。

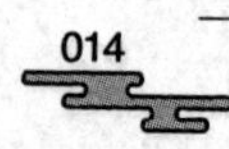

盘腿静坐，将手心的龙虎二穴点住，用意将淫根往回一缩，闭口舌顶督脉弦。由鼻内往回一吸气，眼要由下左边往上一看。又鼻内往外一呼气，眼要由上右边向下一看，此为神气一吸、一呼、一转。如此转九回一定。稍定一刻，照前将淫根往回一缩，神气目照前再转九回，又一定。如此共转四个九回。神气转时，舌尖倒顶嘴唇内牙齿外正中，是督脉弦，接我任督二脉。转完三十六回再睡觉，精气管闭住，如何有夜失之患？

（十二）自然门童子内功心法

已故的自然门武术技击家万籁声大师，首先对此进行了披露，其机制就是精气动时，方可以练精化气。下面进行简单的介绍。

具体的方法：宽衣解带，松、静、平或者侧卧床上。待到活子时后，以双手的拇指分别压住无名之根，余四指握住拇指，成拳后伸食指，分别塞住两耳孔（以不透气为度），行深呼吸，吸气时提会阴穴，呼气时松会阴穴，并由肺部压气至下丹田，复沉至会阴穴再着力呼气推下涌泉。反复运作，时间越长越佳（绝无出偏之虞）。行功者可体察到头部、上肢热量逐渐下推，沿冲脉直推三田，由会阴达涌泉。及至足底出汗，可谓运动已到位。功中口内生津可以随时下咽。收功：搓双手浴面9次，十指梳头9次即可。宜于睡前、早醒后行动。

十、房中养生论

（一）房中术的养生意义

传统医学非常重视房中养生方法，如《黄帝内经·邪气脏腑病形篇》载："若房劳过度则伤肾。"房劳即指过度的性生活，历代医家对此都有明确的记载，《金匮要略》将房劳作为重大的致病因素，以后历代医家无不强调节欲、戒色欲等。

《黄帝内经·素问·上古天真论》曰:"醉以入房,以欲竭其精,以耗散其真,不知持满,不时御神,务快其心,逆于生乐,起居无节,故半百而衰也。"

《左传》记载医和论晋侯之疾以说明房劳之危害,"晋侯求医于秦,秦伯使医和视之,曰:疾不可为也,是为近女室。疾如蛊,非鬼非食,惑以丧志,良臣将死,天命不佑。公曰女不可近乎?对曰:节之。"其后《吕氏春秋·情欲篇》亦有专论:宜早绝房事,节情止欲,如记载"欲有情,情有节,圣人修节以止欲,故不过行其情也……古人得道者,生以寿长,声色滋味能久乐之。奚故早定?论早定则知早啬,知早啬则精不竭。秋早寒则冬必暖矣春多雨则夏必寒矣。"

故房中之事,既可生人,亦可杀人,如水能浮舟,亦能覆舟。生人者,指生育后代;杀人者,杀己也;青壮之人,宜节欲少欲,而老年之人则要求绝育。如孙思邈《千金方》记载:"御女之法,能一月再泄……五十岁者二十日一泻,六十者闭精勿泄。"而《寿世保元》论其机制:"年高之人,血气即弱,阳事辄盛,必慎而抑之……若不制而纵欲,火将灭而更去其油。"

而依笔者管见,房事虽为人之本能,天然而成,但实为生育后代子嗣专设,若子嗣已有,则宜远房帏,节色欲;如此方能节源宝精,壮气益神,老而益壮。老子曰:"勿劳汝形,无摇汝精",就是强调了养生之大道。

元初,成吉思汗曾问于长春子邱处机真人,修身养性之要点,长春子答曰:"修真无它,唯清心寡欲而已!"

或有人问之:"房中之事,本为天然,为何制之?"

答曰:如若不制,加速精竭肾亏,体衰早夭。君不见,多少皇帝登位不久,就忙于纳妃招妾,龙椅尚未坐热,就命归西天。

现代研究认为,频繁的性生活,会使机体长期处于应激状态,导致内分泌失调,免疫功能失常,神经体液调节紊乱,导致各种疾病，如前列腺炎、宫颈炎、盆腔炎、不孕症、尿路感染、高血压、甲状腺功能亢进症、视网膜炎、支气管炎、肺结核、糖尿病、骨质增生、红斑狼疮、肿瘤和风湿性关节炎等，这说明历代医家及养生家主张节欲是有道理的。

然房中之事，亦不能绝对禁止，道家认为性欲之事"顺则凡、逆则仙"，绝对的要求禁欲，以求长生不老，然此点从现代来看，并不符合自然规律。所以《千金方》记载："男不可无女，女不可无男，无女则意动，意动则神劳，神劳则损寿。"《抱朴子》认为："人复不可都绝阴阳，阴阳不交，则坐致壅阏（气滞血瘀之病），故幽闭怨旷（指独身者），多病而不寿也。"

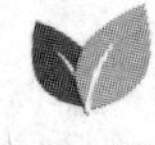

（二）房中养生禁忌

1. 严寒酷暑之时忌情欲

《黄帝内经》云："夏月人身，阳气外发，伏阴在内，是脱精神之时，忌疏通以泻精气。""冬月天地闭，血气藏，伏阳在内，心膈多热，切忌发汗，以泻阳气，此谓之闭藏。"如炎热之时，阳气主外，而阴主内，津液随浮阳已泄于表，若再泄精于外，则其内空虚；严寒之时，阳主内而阴主外，肾精内藏最忌消耗。《黄帝内经》云："冬不藏精，春必温病。"而自然界中，所有的动物都在冬眠休整，并非繁育阶段，我们人类亦须遵循自然界的规律。故陶弘景在《养性延命录》曰："夫天道冬藏其阳，人能法之，故得长生。冬一施，当春百。"故大热大寒忌房事。

2. 疾病劳倦之时忌房事

疾病未愈，最忌房欲，《戒淫修福保命》记载：1917 年，有一巨商之子，在日本学西医，成绩斐然，考试均名列前茅，有一次，乘坐日本电车，在车未停妥之时，就往下跳，结果，跌断一只胳膊。因为他自己就是学医的，所以很快就好了。但是，西医并不了解：凡伤骨者，必须百日之内戒房事。不久，这位医科高才生为了母亲过寿而回国，因不懂伤筋损骨戒慎之事，与女性夜宿。第二天清晨，被枕边女伴发觉透体冰凉，已气绝多时。此位准医生，为贪俄顷之欢乐，而牺牲至贵至重之生命，其悲其痛，莫此为过。

剧烈运动前后，亦应避免男女欲事。昔日曾有一武打巨星，身体强壮，肌肉健美，却在盛年之时暴毙于美艳女星的枕畔。

3. 忌药物助阳之时的房事

若精亏阳痿不能快欲，强服如鹿茸、兽鞭及血肉有情之品以助阳，致使肾水速竭，虚火炽盛，则五脏干燥，消渴立至。明代的养生家高濂在《遵生八笺》曰："饮食男女，人之大欲也，不可已，亦不可纵。纵而无厌，疲困不胜，乃寻药石以强之，务快斯欲……矧以些丸末之药，顷刻间至痿阳可兴，疲力可敌，其功何神？……不过仗彼热毒，譬之以烈火灼水，燔焰蒸烤，故肾脏一时盛热而发，岂果仙丹神药乃尔！灵验效速也耶？保生者，可不惕惧以痛绝助长之念！"

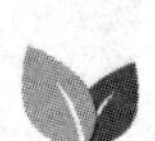

或有人，服用壮阳药，以求强阳欲乐，然不知肾中之精，难成而易亏，多少英雄豪杰，因此而一命呜呼，不可不慎。昔西汉成帝刘骜，热衷于床上寻欢。某日，见了赵飞燕就将其纳入宫中，后又将其妹妹赵合德昭入宫中。公元前 7 年的某夜晚过度服用壮阳药，次日早上，起来寻找裤子时，就一头栽倒在赵合德的床边死去，时年仅 43 岁（南黛的《帝国后庭花》有详细的记载）。

总之，道以精为宝，留之则生己养生，施之则生人养子；精乃至贵至重之物，凡万种生物，精少则病，精衰则老，精绝则亡，为人者不可不知。现代人十有其四，因纵欲精绝而得各种疾病而亡；十有其四，因肾亏而间接引起他种疾病而衰、而亡；十有一二，为寿终正寝，每思至此，尤觉惊心！

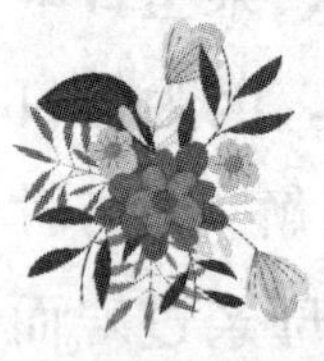

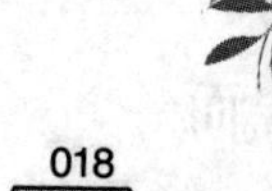

气和论

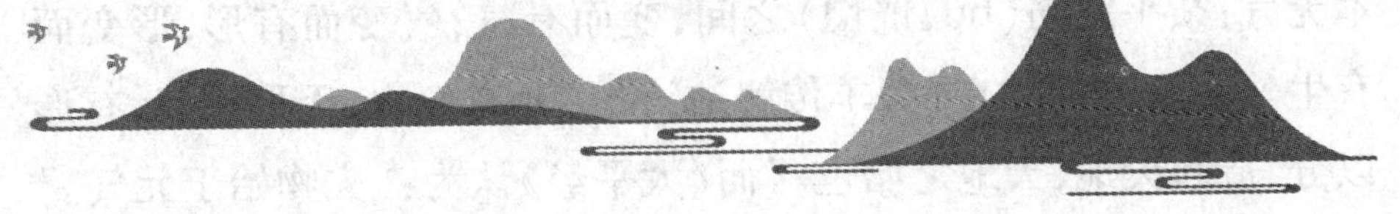

“气”的概念、含义十分广泛，内涵丰富，其具体的名称在书中有多种叫法，在传统医学、导引、推拿及现代的气功中有“元气”“原气”“真气”“正气”“肾间动气”“纯阳之气”“先天元始祖炁”等多种称谓；并非是指出入于口鼻之间的呼吸之气，这是指与生俱来的生命的原始动力，在道家的著作中多写作“炁”。

中国的“气”字，于1994年12月24日正式进入英语辞典，英国官方编辑出版的《游戏辞典》中的解释是：“气，发 Qi 音，意义是生命力。”这本辞典在1995年1月1日发行。

中医教材上多强调气是构成人体最基本的物质，但实质上气更侧重于运动、活动、功能的内涵，多指支配生命体活动的蛰藏于内的无形的动力。

气，有三种写法。第一，即“气”，指人体的生命活动。第二，指“氣”，此气主要是指人体的后天脾胃之气，从“米”，表示了此气源于后天脾胃，得水谷之气的滋养，而发挥作用。第三，即“炁”，强调了蛰藏于人体两肾之间的先天之元气。

一、气为万物、人之本源

传统文化认为，气是万物最根本的原始物质，如《庄子·至乐篇》说："查其始而本无生，非徒无生也，而本无形，非徒无形也，而本无气；杂乎芒芴（hu，恍惚）之间，变而有气，气变而有形，形变而有生。"东汉的河休在《公羊传解诂》说："元者气也，无形以起，有形以分，造起天地，天地之始也。"而《太平经》认为："夫物始于元气。"以上都认为元气是世界最原始的精微物质。

二、气的产生

气在不同的场合中有多种称谓，但气的本质实际主要是指"元气"，是人体最重要、最基本的一种气，是生命活动的原始动力，它禀受于先天，由先天之精化生而来，出生以后，又依靠后天水谷之精微物质的不断滋养和补充，依靠上焦宗气的推动，而敷布于人体的各个部位。传统医学认为气通过三焦而敷布于全身，无处不在，处处皆有，无时不有。

在《内经·刺节真邪论》载"真气者，所受于天与谷气并而充身者也"，即明言：真气是肾中的精气，得后天水谷精气的滋养而化生为气的。

气的作用《内经·灵枢》认为："熏肤、充身、泽毛，若雾露之溉是谓气"就强调了气的作用，"充身"指滋养五脏六腑、四肢百骸、五官九窍等。

气又可分为先天之气与后天之气。

先天之气源于父母之精化生而来，即称先天之元气，即《难经》称之为"齐下肾间动气者，人之生命也，十二经之根本，故名曰原"。脐下肾间动气即言为丹田之气，是人体气机之根源，是生命之所系，此气藏于两肾之间；即前对应于丹田，后为命门，故常可从脐下之肾间动气，了解先天之气的禀赋如何，后世的诸多名医，就很重视此气的盛衰，如腹诊时，若少腹温暖，则先天之元气充沛，如少腹寒凉，则元气、肾间动气虚弱，如青壮年女性，经期后，多腹部寒凉，表示经期刚过，血亏致元气亏损，所以道家专有妇女功法，须练致经断无红，谓之“斩赤龙”。

而先天之气又须不断得到后天水谷之气的滋养，才能发挥作用。此元气，在下焦，则为肾气、肾间动气，其气聚则为精，顺人道而出，则为肾精，成为后天之精，而若生人，则又为子辈的先天之精。

故《医理真传》“须知人身气血，运用机关，气血之根皆在下，培养在中，发运在上。”即明言：此元气藏于下焦，两肾之间，得后天水谷的涵养而发挥作用。

三、气与精、神的关系

精、气、神此三藏犹如宝藏，对人体极其重要。精是强调了物质，是人体的精微物质，是整个生命持续与生化反应能量之源泉，有人称为是人体的“核反应堆”；精又可分为先天之精与后天之精，先天之精是禀受于父母基因物质，而后天之精是消化的水谷之精与生殖之精的通称。精是神与气的物质基础。而气是人体的脏腑的功能之表现，“气者体之充也”，气是人体的能量流。神者，精气之帅，神是人之意识活动与体内精气的外在表现。

三者之间，精者言其体，言其微，或言其有形；而气者，言其功能，言其用，言其无形；神者，言其统帅，言其司，言其道。然精者，原本是无形、无质为极精微物质，其行于内则是气，出于肾则为肾精。所以精与气实为一也；然精气者，最易为牵；心之喜怒哀乐扰乱于内，即易为欲神所伤。

有一个恰当的比喻，可以更好地理解此三者的关系：用蜡烛与火、光来比喻此三者，蜡烛则是精（形），光犹如气，火则为神，三者缺一不可。如没有了蜡烛，从何而谈光与火，人体没有精与形（形不全），气就不旺，功能就不全，神就不能很好地发挥作用。如蜡烛的火也不能太大，太多，一个蜡烛两头点火，很快就会烧完；在人体神就是火，所以人体的火宜小而不宜大，故中医有“壮火食气，少火生气”之说；从养神的角度看，要少私欲，少思、少虑、少我等，若此，火才能小。火小了，蜡烛用的时间就会延长。人体亦然，私欲少了，则元气柔和，功用充沛，故老子有“其气至柔，能婴儿乎？”，内经有“恬淡虚无，真气从之，精神内守，病安从来？”的记载。

宋代《保生摄要》中，记载“心不忧则神不疲，神不疲则气不乱，气不乱则身泰延寿矣”。就是强调心神不动，精固气和，气血平和，生机旺盛。

此三藏，是互为其根的，可以相互转变，如陈致虚《上阳子金丹大要》“气聚则精盈，精盈则气盛。”就是说明精气是互根的；而明代张景岳认为：“精气即足，神自旺也。”即言精气是神的物质基础，并认为：“虽神由精气而生，然所以统驭精气而为运应之主者，则又在吾心之神……心有妄动，则气随心散，气散不聚，精逐气亡”（《类经》）。

三者之间，抱三成一，神不离精气，精气不离神，神与精气相合，而我们性命相合。故曰：性不离命，命不离性；或有先修命功，从肾渐修至性灵的渐修法。或亦有先修性功，直接从元神入手，如顿修法，当然此种方法，须要先资聪颖，再得以名师指点，直接从童子练起。然而，首要功夫，须从守戒入手，而后方能明心见性。

所以一切气功修炼的密法，无论说的如何玄秘，都无非是为了固养人体的三藏即“精气神”而已，从精气神入手，以求健康、长寿。

道家北宗·王重阳创全真派，就是强调修炼达到“全精、全气、全神”，通过三全而修身。而医家流派诸名医，则各有侧重，早在晋代葛洪在《抱朴子内篇》的一书中及道家的许多书中就强调“存三

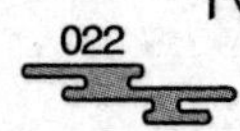

守一”,即将精气神三者并重;其后如朱丹溪强调肾中之精气,认为肾精“阴难成而易亏”,而创滋肾阴一派,成为一代宗师;而金元时期的李杲李东垣则强调后天脾胃之气的重要性,而为补土派的一代大师;而在明代时期的医家如张景岳则强调脾肾并重等。

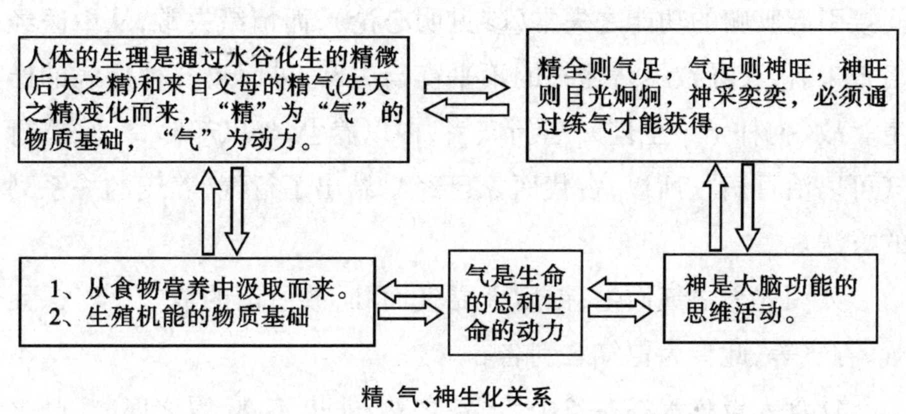

精、气、神生化关系

四、气者百病之因

《难经》认为“气者,人之根本也”,此气即指元气,人之元气务必充沛,如元气不足,则易虚劳患病,如元气殆尽,则生命立亡。故宜当“爱精惜气”,以养身之说。

道家著作《钟吕传道集》曰:“苟或根源不固,精竭气弱,上则元气已泄,下则本宫无补。所吸天地之气浩浩而出……积而阴盛阳衰,气弱而病,气尽而亡。”道家祖师吕洞宾《函三语录》“凡人学道,先要养气”,就强调了气对人体的重要性。故有些著作只言气,而不讲精、神,实指此三者可以相互转化,然气的表现最为直观,所以只言气。

人在气中,气在人中,天地万物无不以气而生。所以善行气者,内以养生,外以祛邪,故气实为百病之因。

故平素此元气宜条畅平和、通达舒畅,否则易导致疾病。如

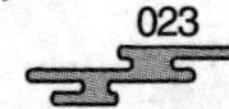

《素问举痛论》“百病皆生于气，怒则气上，喜则气缓，悲则气消，恐则气下，寒则气收，炅则气泄，惊则气乱，劳则气耗，思则气结”等，就指出了各种情绪会导致气机紊乱，诱发各种病变。

情绪失常，从现代医学来看，就可以导致内分泌及自主神经及间接引起脏腑的功能之失常（参见明心论），而情绪失常，从中医经络上来看，又导致经络之气的不平衡与失常，进而致各种疾病的产生。故《抱朴子·至理》“善行气者，内以养生，外以却邪。”又说“行气可以治百病”，所以，古代医家已经总结出了行气、养气的一系列的方法。

人因先天之气而生，得后天之气而壮，故所谓的清气、营气、元气、谷气等，此皆为胃气之别名。

饮食入胃犹水谷在釜中，水谷之熟，非火不熟，胃之腐熟，脾之运化，全赖此下焦无形之火蒸变，若下焦肾间动气不熄，则水谷始能运化。此即谓炼精化气，即炼水谷之精而化气也。

此水谷精微之化气，就是依据一点肾中之真火，阴中之阳生生不息之少火，而将水谷之精化为元气，而充沛于全身。医家者，若知此理方为入门。

故人之一生，所赖者唯此气，近代名医张锡纯则曰：“人之一身，皆气之所撑悬也，此气在下焦为元气，在中焦为中气，在上焦为大气，区域虽分，而实一气贯注。”

此气为一身之主宰，其要在周流顺行则无病矣；逆之则百病丛生。此气者无形、无色、无味、无声，非常人乃能觉；气机之觉，须恬淡虚无，万念俱无，方能体会其气机的生息；气机之用，虽平素无觉，然小儿的生长发育，莫不由气化所催；人在气中，犹鱼在水中，人不见气，如鱼不见水；人体五官九窍、四肢百骸，外而万千毛孔及我针家腧穴，皆气机游行出入之门户，气机的升降出入异常，实为百病之纲领。

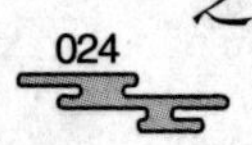

五、先天之气与后天之气的区别

一般所谓的气，多指先天元气，然而先天之气乃与生俱来，并不能自我控制，然而可以通过补后天的脾胃之气而达到补全身之气，亦即是间接的补先天之气。所以两者是有一定的差异。

（一）先天之气

此气即先天之元气，又叫真气，藏于肾中，故又称为肾气，为人体气机之海。《钟吕传道集》"肾为气海"，"肾者，气之根。"此气来源禀受于父母，父精母血相结合时，此气就藏于其中，因为在胚胎的时期，就已存在，并主胎儿的生长发育，甚至于人体的婴儿、少儿、青少年等时期的人之生长发育等，都须依靠此气，故中医学称肾为先天之本。

《内经·上古天真论》中就论述了先天之气"天癸"的重要性。

人之未生之始，唯靠先天脐中之真炁，与母之胎元之气相通。及胎儿坠地，后天发动，则气落于丹田。而此时先天之气，即"祖炁"，亦充溢于其中。此气藏则为"内丹"，形则为气。如无后天之气，则无以见先天之炁之充沛流行；如非先天之炁，无以为后天之气之主宰。

历代养生家，都特别重视先天之气即强调补肾，因为肾为五脏之本，先天之本，性命之根，内聚真阴、真阳为人身之根（详见精宝论）。人之有肾犹树之有根，由于肾之精气盛衰程度，直接主宰人体的生长衰老的生命活动过程，所以有医家从肾来补益人体，如有大家朱丹溪为补肾派，赵献可、张景岳等都属于此类流派。

（二）后天之气

后天之气指脾胃之气，人体自出生之后，必须不断地从自然中获取各种食物，并配合保脾胃、慎饮食、调起居、慎房事、畅精神、适寒温等方法，才能有健康的身体。其中脾胃之气是非常重要的。脾胃在五行中类比于土，土为万物之母，而脾胃之气为气血生化之源，故脾胃强则形体壮，脾胃弱则形体弱。故中医有谚语，人患病后，是否康复，常观察胃气，故有“有胃气则生，无胃气则死”的谚语。是以养生家必以脾胃为后天之本。

人体的生命活动，时时刻刻都需要气血的滋养，而气血的转化，必须依靠脾胃将水谷之精转化为气血，故脾胃对人体是至关重要的，所以张仲景在用药的过程中，都非常强调照顾人体的脾胃，常用生姜、大枣等来顾护人之脾胃，后世的张景岳就指出：“养形在于谷，非靠水谷，无法成形体之壮。”李东垣特别强调脾胃对元气的滋养与补充，他说“真气就是元气，乃先身生之精气，非靠胃气无以滋养”，又曰“人体诸气莫不由胃气所化”，因此脾胃损伤，元气不能充，而诸病丛生。所以说，人以水谷为本，调补脾胃为养生之本。人有胃气则生，无胃气则死；脾胃实为人体气机之根。故东垣先生著《脾胃论》，就是强调人之脾胃一虚，四脏生机俱衰，故立意于：脾胃气实，则肺得所养，肺气已盛，水自生矣，如此，水升火降，坎离相交，机体呈交泰之势，自然气机呈生生不息。此种妙理，所以，东垣先生以顾护脾胃为本，而强调“补肾不如补脾之论”。

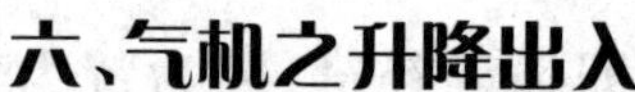

六、气机之升降出入

人体的气机的升降出入模式，是以五脏的气机升降出入为纲纪，从而带动全身的经脉气血流注。

总之，五脏的气机升降之模式形成了人体整体的气的运行。

内脏的气，即心、肝、肾，脾、肺之气总之以收、敛、藏为主，而六腑之气以通、降、泄为顺。然五脏之气又各有不同，肝气宜舒，不宜结，但是，升之太过，则肝火上攻心窍，易致气血痰浊瘀阻心窍（脑），而诱发为脑血管意外等病变。而肺气则宜下降为顺，若肺气

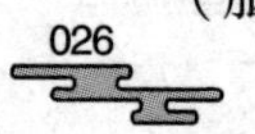

上逆，则表现为咳喘气逆；而心火宜蛰藏，故火不可上炎，如此方可水火即济；而肾水宜上升，如此，水壮可以制火，只有这样，方能保持生理状态，维持气机的正常运转。

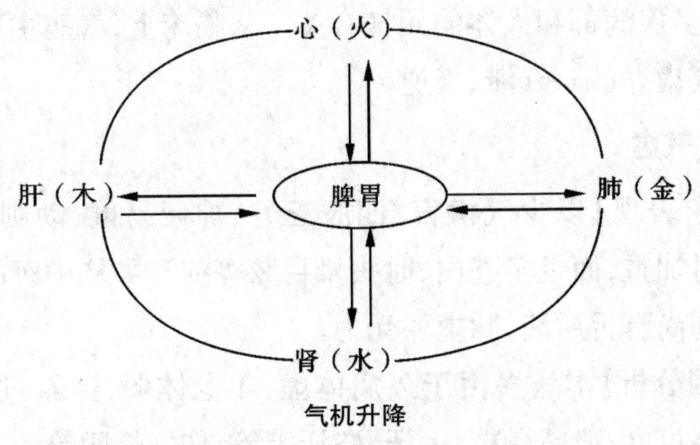

气机升降

如伤于中焦者，因恣食纵饮，酒浆过妄，暴伤脾胃，饮食不节，则伤及脾胃，化源不足，致气血虚弱，从而百病丛生。古代医圣张仲景，于方剂中常加生姜、大枣就是为了扶中、和胃、益气，照顾人之后天，补益人之脾胃气血。如人之脾胃旺，生化之源足，即便得病，病易痊愈也。

如脾胃一虚，无形之气不足，元气立亏，脾虚不运，则有形之物失于气化，易导致有形之物停着，血易滞，津化湿，又导致痰浊湿滞的形成，故无形之气的盛衰，实为百病之根源。《金匮要略》就明言："若五脏元真通畅，人即安和"。又有医家张景岳明言"行医不识气，治病从何据?"

故凡有余之病，皆由气之实而致；不足之病，皆由气（精）之虚而生。如癥瘕、积滞、瘀血、痰浊等，多为邪气不降而元气不行，多为实；而亡阳、失血、遗精、崩漏等病症皆因元气不固，而气虚，在临床治疗大法中，此二者最为紧要。

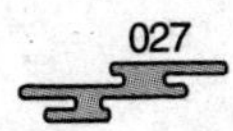

七、气病的常见类型

《黄帝内经·素问·举痛论》记载："百病皆生于气也"。就是强调了众多疾病都和人体的元气有关。从临床上，气病主要有以下四类，即气虚、气陷、气滞、气逆。

（一）气虚

【临床表现】以少气懒言、四肢乏力、神疲易倦、动则汗出、气喘，活动时加重，面色多苍白，时头晕目眩等症。如从中医的脉象上来分析，则尚有舌质淡，脉虚弱无力。

【病因分析】本病多由于久病体虚，年老体弱，劳累过多，失血过多，房事过度，遗精滑精，大汗，盗汗等等，伤气耗阴等。

（二）气陷

【临床表现】以临床气虚无力升举再加上脏腑器官下陷（包括精微物质下陷），临床有上述的头晕眼花，肢倦神疲，或有久泄脱肛，女子失血崩漏，男子阳关不固，滑精等。或有久泄久痢、子宫脱垂、脱肛、内脏下垂等病症，常伴有头晕肢倦、四肢无力等症，舌体淡，脉弱无力等。

【病因分析】久病体虚，年老体弱，劳累过多，失血过多，房事过度，遗精滑精，大汗，盗汗等等，伤气耗阴。

（三）气滞

【临床表现】以胸胁脘腹部位胀满不适，或胀痛走窜、时轻时重，或者部位移动，多因情志变化而加重，脉弦，舌象正常。

【病因分析】肝郁气滞及胃肠气滞等原因，主要是生气，忧思恼怒等，治疗以疏肝理气，处方以逍遥散，丹栀逍遥散等。

（四）气逆

气逆为病机，是指气机升降出入反常，应降不降，气机上逆，或

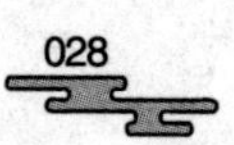

横逆的病理变化。主要指气机上逆,亦包括气机横逆。前者常因郁怒伤肝或火热上冲,以致气升不降而逆于上,亦可由于痰壅、食积、形寒饮冷、上实下虚等原因,致气不顺降而上逆,头目眩晕,为其常见症状,甚则可见颠仆昏倒。后者则常因肝气郁结,不能正常疏泄升发而致横逆侮脾犯胃,腹胀飧泄、胃脘疼痛、嘈杂吞酸为其常见病候。

八、医家调气之法

诸调气方法,自古至今,流派虽多,然而万变不离其宗,因气之不同,故有调虚实之方法。

故凡实证,皆可降火泻耳。如针灸家用的放血、刺血等方法。然导引气功方法中,吾以为以中脉降气法最为实用,故人体之中,头顶部→会阴穴,是内气上下往来的主要通道,道家称此为周天循行,而密宗讲的是"中脉",而中医理论多从经脉中论述。

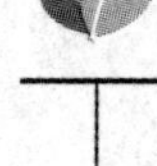

而医家导引法中则以百会(头顶)→会阴→涌泉(脚心),以此三穴为轴心,进行调气导气,实为降气泻火之大法;故凡气火上攻,或虚实夹杂,或者阴虚阳亢诸症,均可以用此法降火气。

(一)降气法

先调神存思,呼吸自然放松,调整状态,尔后,用意念引导,若人之存虚无之状态中。

1. 立姿法

双脚站立,与肩同宽,双手自然下垂,意想自然界之中的白色虚无之气,笼罩自己,吸气时,双手缓慢地从胸前上举,掌心朝上,随吸气双手如托物状举至头顶,此时,停止吸气3~5秒,并手掌心翻向下,并意想一股清凉之气从劳宫穴→百会穴→达病灶,此股气到达病灶,气攻病灶,同时给良性意念,病灶减轻或消失,如肿瘤缩小,结石变碎被溶化等,尔后开始呼气,意念从病灶至涌泉穴,慢慢降出，从脚心（涌泉穴）退出时，可意想为一股黑气。

注：此一呼一吸为一息，可以连做6～36息，若能每日做一次，可以清热泻火，防病保健，假若每日做3次，则可以治病祛邪。

【注意事项】

（1）本法呼吸宜缓慢深呼吸，呼气要匀长，而吸气时自然即可（理论详见“调息法”），如此不会走火入魔。

（2）吸气时，宜轻微收腹提肛，膈肌上提，呼气时松腹松臀，此法可以固元补肾。

（3）初学运气、降气，或感觉不甚明显，一般青壮之人，只要精气充沛，3～5天即有感觉，或少腹丹田气机发动，或劳宫穴有明显地感觉等，练此法，实为习无形之气，此无形之气的练习，须持之以恒，久之，必发现有形之疾病的缓慢改变，不可操之过急。笔者年轻时，曾用此法自我降气，消除了体表的脂肪瘤。若要想从量变到质变的飞跃过程，须有个量变的变化过程，即有个渐变的时间，有了一定的时间积累后，才能使疾病发生顿变。比如母鸡孵蛋，须有21天的周期，孵蛋10余天，鸡蛋不会变为小鸡，而且还会前功尽弃，所以必须有个渐变飞跃的过程。

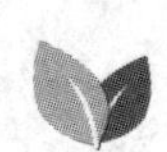

（4）运气、降气的基础是必须在真元之气充沛的条件下，故此运气、降气的练习，少儿青壮之人见效最捷；而壮年之人次之；如果是元气殆尽的年老衰弱之人，效果最差，故此时，须服用一定的药饵，以补气血，壮精气等。

（5）做此法时，须避开空腹、饱腹、大劳、大汗、大惊、大病等状态。

（6）调意观想时，以似有似无，意念不可过重，在非有非无非有无之间。

（7）在运气治病的期间，须戒房事，避免耗精伤气、元气不足。

本法的应用范围，凡是各种实症，如气滞血瘀、痰浊等皆可应

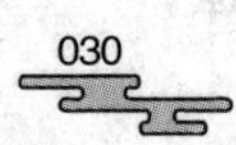

用。现代来看,如高血压头痛、胆石症、肿瘤、脑血栓形成、脑出血等疾病。

2. 坐姿法及卧姿法

调息与调意法大致同立姿法,唯姿势稍有差异,以坐卧舒适为度,年老体弱之病人宜用此法。

(二)补气生气法(揉腹壮元功法)

人体对气的调整,实证可以用降气之方法以泻火;而虚证之病人,则可以通过增强脏腑气机的功能以达到补气的目的。

补气的方法,可以通过内功的修炼,以缓慢地补气,但是,最快捷的方法莫过于揉腹壮元功法,以增强人体的气化功能。

笔者特此向大家推荐"揉腹壮元功法":该法从中焦、下焦入手,从而达到增强人体元气的目的。

揉腹壮元功法:是按摩腹部的一种动功功法,最早载于《却病延年图说》,其序中曾云:为燕山方道所传,清雍正十三年(公元1735年)由皖南歙县(即新安)方开绘图,称《却病延年图说》,首次发展,此刊问世,名为《延年九转法》。清道光21年(公元1841年)重刊,清咸丰2年(公元1852年)叶志诜刊于《颐身集》中,咸丰八年(公元1858年),吴潘尉伟在《卫生易筋经》中载此,后王祖源于光绪七年(公元1881年),改名为《却病延年》。笔者以为,名为"揉腹壮元功法",更为妥当。

【体位】

坐卧均可,体弱及年老妇女,一般取卧位为宜,而取坐位时,上体端正,沉肩含胸,眼微闭,两足放平着地,与肩同宽。仰卧时,枕部稍高,两膝微并拢,并稍屈膝,两足微分开。

【练功方法】

1. 以两手中三指(示指、中指、无名指)按揉中脘穴(肚脐与剑突连线之中点),以顺时针方向按揉之,转圈21圈。

2. 以两手中三指，由心窝顺摩圆转而下，自摩自移，至脐下高骨（耻骨联合）。

3. 以两手中三指，由高骨处向两边分摩而上，自摩自移，摩至心窝，两手交接为度。

4. 以两手中三指，由心窝向下，直推至高骨21次。

5. 以脐为中心，以右手由左下（顺时针）绕脐摩腹21次。

6. 以脐为中心，以右手沿逆时针绕脐摩腹21次。

7. 以左手叉腰，大指向前（大拇指捏11肋游离端章门穴），四指托后，轻轻捏定，以右手中间三指自左乳下直推至腿夹（大腿根）21次（腹股沟动脉处）。

8. 以右手叉腰，大指向前，四指托后，轻轻捏定，以左手中三指，自左乳下，直推至腿夹处21次。

9. 自然盘坐，两手握固，分按两膝上，两脚趾稍收曲，将上身自左前转向右后21次，然后再向右前转至左后21次，摇身时，可以逐渐将身向前后倾出，即向前摇时，可以将胸肩摇出膝前，以至膝上。向后摇时，也尽量后仰。

完毕后，可以收功，深呼吸。

10. 收功：坐卧均可，坐位时，两手放于膝上，两眼下视鼻尖。仰卧位时，两手放于两侧大腿的外侧，其他要求同前。

深呼吸的要求：将注意力完全集中到肚脐下一寸五分（即丹田）气海穴；目内视，耳内听，后使全身放松，行自然的静呼吸20次，使注意力完全安静下来后，再进行缓慢深长而又均匀之腹式呼吸。用鼻吸口呼，吸气时，舌抵上颚部；呼气时，可以将舌放下；吸气时应设想有一股气流从丹田处，直上进入胸中，呼气时，气流又从胸中回到了丹田，如此一呼一吸，共呼吸20～30息。开始做，呼吸的幅度可以小些，尔后，可慢慢地增加到一定的通气量，呼吸之气量增加到以不胸闷憋气为宜。此功治病时可每日2～3次；若保健时，每日 1 次即可，在疾病发作时，每次的按摩量可以大大增加，有的可增加到几十或几百次之多；或做到症状暂时之缓解，甚至消失为度。总之，按摩后，要自感全身舒适，而无疲劳感。

【注意事项】

(1)作揉腹壮元功时，一定要精神贯注，思想集中，且呼吸自然，配合一定的观想方法，要做到“心到手到”，或为“手到心到”；即手到任何部位，则念到任何部位，所谓：意到→手到，手到→气到，手转→气转。

(2)练深呼吸时，务必要全身放松，意守丹田，循序渐进，否则效果不大。

(3)揉腹时，要解开衣裤，直接按摩，坐位按摩时，室温不可过低，须防着凉感冒。动作要轻缓，要连绵不断，似行云流水，不可过于用力，以免伤及内脏。

(4)孕妇禁止揉腹，腹内有恶性肿瘤，及肠胃穿孔，及急腹症病人，禁止揉腹。女子在经期可以轻揉，但要注意不要受凉，此外，过饥、过饱及膀胱充盈时，勿揉。

(5)在练揉腹功时，由于胃肠蠕动增强与生理功能的改变，往往会出现腹内发响(肠鸣音)，及矢气、嗳气等，或腹内温热感或易饥感等，甚至有便意感等等，此为正常的练功反应，或有些人，会出现胸廓不适等感觉，练功反应久练后，就会消失。

【适应证】

从中医上讲，本功法着重于从按摩调整人体的中焦脾胃及下焦肾；通过主动按摩以增强脾胃的运化吸收之功能，从而达到升清化浊，使气血的生化功能增强及水液代谢正常。另外，揉按下腹部位是直接作用于任脉及主要的穴道，如中脘、气海、关元、天枢、章门等穴，这些穴位，通过揉按直接和人体的内脏沟通，有温阳益肾、补脾固元之用，实为养生中的上乘之秘法，如少年之人，得此秘法，日久行之,则可以强身壮体,风寒不易侵,中年之人得此秘法,可以祛病养生,脱胎换骨,实为医家之秘法;老年之人得此,可以延年益寿,治病防病。

从现代而言:通过放松揉按,可以使神经系统获得休息,使大脑皮层处于一种"特殊的保护性抑制状态",从而调整和恢复大脑皮层正常的兴奋和抑制功能和皮层下中枢、与自主神经系统的功能,对于维持机体内环境的统一起着一定的作用。故对于预防和治疗神经衰弱、高血压、等病有着很好的作用。再加之,配合深呼吸、可以极大地增强气体的交换,促进新陈代谢。另外,通过膈肌的运动,可以反复地改变腹腔之压力,起着按摩内脏的作用。因此,深呼吸和揉腹功的配合,则便有健身、预防和治疗泌尿、消化、生殖等系统的作用。

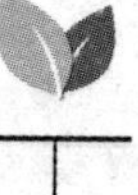

揉腹可直接按摩牵拉腹内脏器(特别是胃肠),促进其血液循环,刺激胃肠和肠系膜上的神经感受器,在中枢神经系统的调节下,引起迷走神经之兴奋,促进胃肠道平滑肌的收缩,使其蠕动加强,同时也促进了胃液、胆汁、胰液和肠液的分泌,增强了消化系统对食物的消化及吸收;又如:胃肠的运动和分泌功能过强则揉腹部的某些腧穴,如关元、中脘等,又可以通过神经反射等调节,使交感神经兴奋,使其运动和分泌的功能维持正常。

所以本功法对于因迷走神经张力减低,胃运动减少,所造成的胃内食物郁积,刺激胃幽门窦分泌,导致分泌大量胃液所引起的胃溃疡,或者迷走神经过于亢进、胃酸分泌过多所引起的十二指肠球部溃疡,因精神因素刺激而引起的中枢神经的调节与抑制作用发生紊乱,致使大脑高级中枢的活动失常而致胃自主神经功能紊乱即胃肠神经症,或者由于老年营养不良等所造成的肠道平滑肌张力衰弱,肠蠕动无力而致的便秘,及神经紧张、情绪激动等引起的精神性腹泻,及非特异性的慢性结肠炎等,都有一定的治疗作用。

常练此功,有助于治疗遗尿症、尿潴留、尿失禁、阳痿、早泄等病症。对妇科疾病,如痛经、月经不调,月经病变等症亦有一定的疗效。笔者曾将此法应用在婴儿、幼儿的疾病上,治疗小儿的消化不良,遗尿症亦有良效。

九、和气法

上边谈到元气不足时的补益法,及气火上攻时的泻火方法。若要保持人体的气机在正常的功能,人体的气须保持在一种中和的状态,即中和之气。

(一)“中和”

《中庸》:“喜怒哀乐之未发谓之中,发而皆中节谓之和。中也者,天下之大本也;和也者,天下之大道也。致中和,天地位焉,万物育焉。”简言之,中和即指,人体在安静时,人体的意识本原处于一种宁静虚明的状态,即没有任何的喜怒哀乐及各种念头。故平常之时宜无过于反常的情绪变化。

(二)和气的具体方法

无私(破我执)无欲(破物执)等。在人类的精神状态中,导致气机失和的因素,最主要的一个因素就是“我”和“我的”概念,即佛教中的“我执”概念所致。在日本单词中,“私”,就是我的含义,读音是(wataxi),可见人体的自私是导致气机失和的主要原因。

(三)七情对气机的危害

《素问·举痛论》:“怒则气上,喜则气缓,悲则气消,恐则气下,寒则气收,炅则气泄,惊则气乱,劳则气耗,思则气结,气不同……”就强调了各种情绪对气机的危害,如愤怒,就可以导致气血的上逆,甚至呕血及飧泄,人体的血压升高,头痛,严重的导致精神病或诱发癫痫等。下边稍作解释:

1.“怒则气逆,甚则呕血及飧泄,故气上矣。”人体生气后,由于引起阳气亢逆,因肝藏血,肝气上逆,迫血上逆,所以有呕血等症状;飧泄者,因为,肝强脾弱,脾不运化,所以引起消化不良的症状,表现有泻泄及腹痛等。

总之,人体的精神七情,如果太过,则首先影响人体的气机的活动,导致人体五脏气机失调,气机失调,就导致脏腑功能失常,诱发各种症状。

2.喜则气缓。暴喜或大喜,则表现为人体气机缓和,甚则狂乱失神;过喜,人体的气机由徐缓而渐导致缓散,神志由于缓散而不藏。

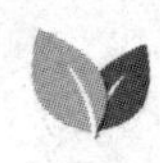

3.神悲则气消。悲由于悲伤过多,气郁于胸中,致使肺气不降,上焦之气因闭塞而使营卫之气不能布散,故又使正气消损。

4.过思则气结。思虑过度,表现在人体,由于脾主运化,思伤脾,脾不运化,出现胸脘痞满,食少纳呆,便溏等症状。

5.惊则气乱。心主血、藏神;心受惊,则心气紊乱,气血失调,出现心悸、失眠,甚至心烦精神错乱,出现癔症、抑郁症;或者狂躁性精神病;“举痛论”曰:惊则心无所依,神无所归,虑无所定,故气乱。至于过寒凉,导致气机阻滞,经络不通,产生多种病症。过热导致皮肤腠理汗孔打开,汗液外出,导致人体气阴双虚。此为外界天气对人体气机的影响。

总之,人体的七情不能过激,否则容易导致各种的病症。

诗曰:

破执无私天地宽,
脾肾相益气机顺;
心若无忧百病消,
至乐无比赛神仙!

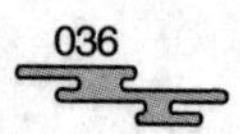

明心论

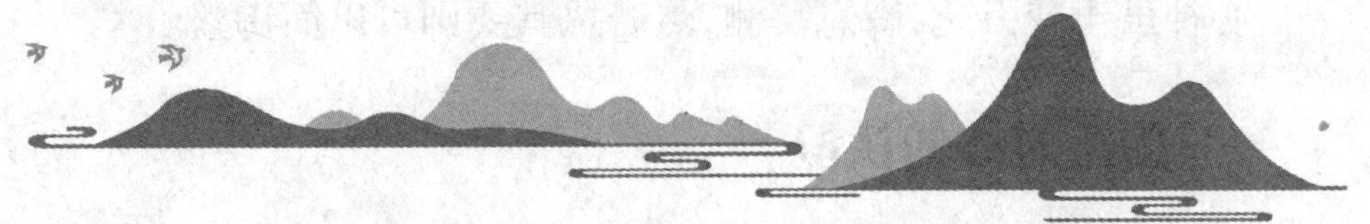

心（脑）者，君主之官，神明出焉；为形气之主帅，五脏六腑之大主。神者，令发于脑或藏之于脑；故神者，上归于脑，下司五脏六腑，四肢百骸，为脏腑之大主，一身之至尊，万神为之听命；故人之聪、明、慧、智，思、虑、怒、喜等，上而握持摄拿，动而行走跳跃，或随机应境，万千变化，皆统之于心。

故心者，独则修身诚意而正其心，群则治国平天下；私则利欲为己；公则以天下为先；廉则一心为民，两袖清风；贪则绞尽脑汁，化公为私；善则利国利民；恶则祸国殃民；清则日月可鉴，德颂千年，如包拯之清；浊则山川变色，臭遗万年，如巨贪之类。小则微尘纳米，大则宏观宇宙、银河太空；进则领导先机，创新称雄；堕则食古不化，墨守旧规。以上种种，皆心（脑）之所为，神之功能。

故曰：心明则神清，心染则神偏；神明理亦明，神昧道愈衰。若心神不清犹如“盲人骑瞎马，夜半临池深，”不知欲向何方；若心神清明，虽黑夜行路，犹明灯指引，自知去处。“世间贵重之物，既非黄金，又非珠宝之类，而是心宝最为珍贵。”

人之神志清明，如心执明灯，光泽四周，不仅个人，甚至家人、四邻，甚至民族、国家受益；若心染神偏，如目之生翳，自然视物不清；

又如灯之蒙污,自已尚视不清,何以泽及他人?

自古至今,众多的思想家、宗教家、艺术家等创作,都以自己的方式,来阐释对道德、精神的理解,论述是洋洋万言,鸿篇巨制,然世人多不得其要,不知从何下手?

心神虽千变万化,瞬息莫测,然若执其要则可以简御繁。

一、传统对神的认识

神者,令出于脑,司五脏六腑,为人体精神气血之大主,元神之所居。

《内经》对此认识,往往将心脏与神志相提并论,并无明显的区别。《千金方》中稍有记载:认为“头者,身之元首,人神所注,气口精明,三百六十五络,皆上归于头”。

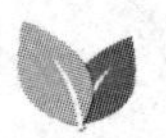

而明朝的李梴《医学入门》曾有记载:“心者,一身之主,君主之官;有血肉之心,形如未开之莲花,居肺下肝上是也。有神明之心,神者,气血之所化,生之本也。万物由之盛长,不着色象,谓有何有?谓无复存,主宰万事万物,虚灵不昧者是也。”

二、心神的分类

修行的目的,就是调整自己的心态,发现自己的错误之处,这个过程就是“开悟”,明了自己的错误之人生观、世界观,及时地校正自己的错误,昔日曾子有一日“三省”,言:“为人谋而不忠乎?与朋友交而不信乎?传而不习乎?”等等,这个过程就是开悟,发现自己的错误,每日及时地更正。修心的目的就是开悟,将错误的心态即私心渐渐地改正为大心、无心的过程。

神者,藏之于心(脑),故心者,可以分为以下三类:即私心、人心、道心共计三种。

私心者:私心或称障心,先贤古德亦称魔心等,主要有三类:

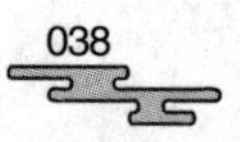

①私心主要为贪欲心(欲心),即贪溺于官色名利四类。②偏执心(执心)。③随心。

故道心者,"其心明明,其用纷纷。其神冥冥,其体安敦"。即无所私为而神气自敛,元神发动。所以,不为私为而必有为,此即古人所谓不神之神为神之本意。

人心者,善恶兼有或善多而恶少。

道心者(或为元神),纯善无恶是人性发挥最高的境界,此类境界的人,人数较少,为国可以捐躯舍家,无私而忘我,正如范仲淹先生的"先天下之忧而犹,后天下之乐而乐"。故道心之人,是修行者追求的最高境界,到此境界的人士,心胸博大、宽广,以天地之心为已心,以天下公事为己事,以百姓之心为已心,已从具有私欲的个人的小境界中解脱出来,已经没有了个人的私欲,完全从我执中解放了出来。

三、论贪欲心

所谓贪欲,指迷恋于财、色、名、利、食等。佛家将此贪欲心分为三种,即贪、嗔、痴三毒。此三毒是指为贪婪、忿恨、偏执所害。

欲心之人,又称妄心,或邪心,此类人的欲望心,往往是将自已的私欲,凌驾于国家、民族集体的利益之上,或以牺牲民众、他人的利益为前提,所以此类欲心,就谓之妄心或欲心,此类人,没有正见,容易为外界的物质所诱惑,欲色、欲名、欲官、欲财、欲利、欲物等。执心之人,或执于物,或执于你我,或执于金钱等。如有些人,终身执于某类物质的收藏,如邮票的收集或执于手表的收藏;有的人,执于书画的收藏,或执于邪知邪见。

此类人终日为外界欲望所牵,毫无主见,终被欲望所害。欲心为以下几种:贪利心(物)、贪名心、贪色心、贪官心四类,亦有人为了攫取更大的名利、金钱,而热衷于获得更高级的官位。下边逐一释之。

1. 贪利心

贪利贪财为欲心之首害。此类人物，多以金钱来作为衡量事物的标准，为金钱、财物，可以置国家、民族、集体及他人的利益于不顾，恨不能将他人之财都占为己有。贪利的类型可以有三类，即官场贪利类（以权谋私）、经济诈骗类（以智谋私）、抢劫偷盗类（以力谋私类）。

因现代社会秉承西方文化，西方文化哲学基础，都强调物质为第一性，即重物质而淡精神，强调自我享受等，故现代人也伴随着物质生活的丰富，而私欲心也极度地膨胀。故现代人更为贪婪。

如现代社会的流行口号是："追求财富，是每个人的权利。"这种口号，就是提倡现代人去追求财富，然有些人嫌依靠正道追求财富的速度太慢，于是忘记了甚至完全忘记了自己的责任与道德，置国家集体的利益于不顾，做出损公肥私，牺牲国家、集体、单位的利益之事情；甚至有人拿出公款千万、百万的金钱，去到澳门等地豪赌，说白了就是妄想占有更多的金钱之贪利心在作祟。

贪利的第一类是以权谋私类。东方、西方国家官场贪利者非常多，在位时利用权力大量受贿，或者股市上利用内幕消息，建老鼠仓，10 天、20 天后非法得利，诸如此类多不胜举。

贪利的第二类型是经济诈骗类。如联邦德国作家泽普·埃贝儿塞德在《肮脏的金钱》一书中记载有"工程诈骗、期货诈骗、股市诈骗、信用卡恶意消费诈骗、手续费佣金诈骗等等方法。"并指出"他们搞强盗活动时不挥舞手枪，而是挥动令人肃然起敬的银行介绍材料，亮光闪闪的商品说明书和有价证券；他们不是翻墙入室，而是坐在雅致的经理办公室里面。"

以上经济领域的犯罪，比杀人、抢劫财物等更可怕，对社会秩序的破坏力极强，对经济的危害面很广。

贪利的第三类是利用武力等方法。此类贪利者，既没有实权以

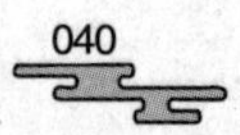

换取金钱,也没有采取诈骗等方法。而是游手好闲,不务正业,既不想播种,又妄想有较大的收获,甚至想一夜暴富。

以上的几种犯罪类型,表现形式虽多种,但实质上都是人之贪利心在作祟。

2. 贪色心

好色原本是所有生物的生理冲动,动物甚至为色而即刻亡身,如雄蜂、雄螳螂、雄马哈鱼等,人类亦然。孟子曾讲:“食色,性也。”即追求异性、好食,这是人类的本能之一。

然而有部分人,总觉得人生之短暂,不及时尽情地享受食色,更待何时?于是有些人为了追求更多的色相上的一时快感,进行权色、官色、商色等交易,置法律与伦理于不顾,甚至可以出卖国家、集体的利益,并且以为无人知晓,最终身败名裂而陷入囹圄,或因病而衰等不胜其数。

更有人利用人的这个本能,进行色权、色官、色商的交易,以达到个人的自私之目的。

3. 贪名心

欲心的危害是贪名。名分三类,第一类即名实相符者,如有部分人专业技术突出,作出一定的贡献,工作兢兢业业,道德高尚,最后国家单位给予一定的名誉,如媒体上报道的,水稻杂交专家袁隆平,烧伤湿润膏的发明人徐荣祥,生物全息律的张颖清等。亦有有思想、有水平、道德高尚,一生为了弘扬学术和道义而生,如古代的孔子、老子、韩非子、司马迁等,我国的医学家如孙思邈、葛洪及金元四大家等,文学中人物如蒲松龄等,此类人物,才华横溢,但是生前却没有得到承认,或许生前非常地穷困潦倒,甚至厄运一生,如司马迁等,但是死后却得到社会的承认。此类伟人大德,不贪名,终而有名。

第二类,有名实虚类(有名但实力不足)。此类人物,为了晋升职务的名称,为了有个好听的名号,自己腹内空空,学术上无大的建树，但是又不甘落于人后，为了保住自己的虚名，或者为了能拿到学位，于是就有人开始东抄西凑，将抄袭的东西拼凑起来，凑成所谓的学术不端，对人类的社会有何益处？

第三类，是“关系职称”或“政务职称”。利用关系和权利，为自己进行包装，金玉其外，败絮其内。

以上，从欲望的几个方面，讨论了人类的几个易犯本能，总之，欲望一方面是促进个人事业的动力，合理的应用欲望，可以使事业成功。但是，如果欲望过分就成为贪欲，会变成为吞噬自己的陷阱。所以说，欲望是一把双刃剑，既可以过关斩将，上阵杀敌；若用之不当，亦可以自残伤己。

四、人心论

道心是我们人类修养的最高境界，而私心则是蒙蔽我们道心的尘垢，由于后天环境及不良的习性及教育的失误等导致了我们人类的纯洁易被污染。

我们现代人的精神修养，即“人心”，既非孟子讲的“性善论”亦非荀子讲的“性恶论”，而是“心（性）易染论”。即人性、人心在没有正见的时期，最易受到后天环境、教育的诱导及社会风气、习气的影响。故笔者提出“人心易染论”的观点。

（一）人性初本洁

婴儿呱呱坠地，心性无所谓善恶，只有先天的本能，如吃饭、睡觉等，本性犹如一张白纸、素帛，纯洁无瑕，后经环境的熏习，社会的着墨及自己主观的努力，终而成为今天的样子。

早期，我国的哲学著作《淮南子》曾有记载：“人生而静，天之性也；感而后动，性之害也，物至而神应，知之动也。”而《中庸》有载：“素之质白，染之以涅则黑；缣之性黄，染之以丹则赤；人之性无邪，久湛于俗则易。”

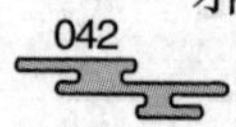

诚如苏东坡诗曰:“素纨不画意高哉,有山有水有楼台,倘着丹青坠物来,无一物处不尽藏。”

人犹如一张画,创作者就是自己的心灵,想将自己绘成什么样子,完全是自己的主观努力,自己的内心修养。

故从上述的论述中得出:人之本性,近朱则赤,近墨则黑。

从出生到青春期及40岁以前,由于大部分人没有形成正见,正觉,即现代语言来说没有正确的人生观等,故而易受外界的影响和干扰,此时人类的人格是多重的,既有传统好的一方面的教育,也易受到社会不良习气的熏染,最终产生各种私见、偏见,久而久之,其纯洁的本心就会被蒙蔽、污染,形成了复杂的自我认识。

这种自我的意识,可以说是自我的“人生观”,或者是自我的“宇宙观”,犹如尘垢,覆盖在我们清净心的表层上,形成了系列的对社会、事物、世界的个人看法,终而使人类的性格也发生变化,导致私欲的产生。

(二)人性易染论

人性原本是无所谓善恶的,即人处在不善不恶的境界,此时只有原始的本能即吃饭、睡觉。

尔后,在后天的熏染中,渐渐形成了偏执、自私、贪婪,以自我为中心的观点。为何易染?因为最易受到外界的各种影响,自己本性上是没有是非观点的,如追星族的产生,因为报纸、媒体上天天报道“星”的豪华生活、绯闻佚事,故青少年就愿意模仿学习偶像的一举一动,就忘记了本来的身份,就忘记了自我应该做的事情。

又如:“狼孩的故事”,说的一个婴儿,从小被狼叼走并抚育,该小孩长大后,只会爬着走路,学狼嚎;饥饿时就会扑上去,与狼群等撕食生肉等,虽然有发音器官,但是,却不会说话,在狼孩的眼睛里,只有生肉方是最好的食品。因为狼孩的一切,全都是狼的习性所染。

从上述的例子中，就表示人心最易染，人心污染后最易形成贪心、执心等。

又如一些官员，早期尚能秉公办事，坚持原则，为人民、为国家办一些实事，而后期就往往不能坚持原则，为了私欲，将国家、集体的利益抛在脑后，更甚至是出卖国家等，这又是人心易染的一个很好的例证。

大部分人的精神道德，即人心与外界的事物接触时，如果没有坚定的精神信仰，则易受到外界的诱惑，从而改变自己的行为准则。所以一般人的心态易被外界的物质、金钱等改变。

人心被染后，易发展为贪心、执心及堕心等。

五、心形一体

心者即是精神、修养、道德等，形者即是形体，形体内所包含的五脏六腑、四肢百骸、五官九窍等。

这两者的关系就是物质与精神的关系。现代多强调的是物质第一性，精神是第二性的，但实质上，这两者的关系犹如“鸡与蛋”的问题，无所谓谁先谁后，这两者的关系，犹如鸡中有蛋，蛋中含鸡，鸡又可生蛋等。言下之意是物质可以孕育创造精神、方法等，而精神又可以创造物质、改变物质等。两者是缺一不可的。

人仅有形体（物质），而没有精神（心），犹如一个植物人，只是躺在床上，连吃饭都不会，一天到晚靠各种液体从静脉输入维持，即便是活到200岁，又有何意义？或者仅为基本的生存条件而奔走，这样，又与动物的区别何在？

如只有精神而没有物质（形体），犹如一个高位截瘫（颈椎截瘫）的病人，虽然思维运转，但是任何事情都要靠别人的帮助，吃饭也很困难，人生将会很痛苦！

所以说，离开了物质，精神无法长存；然没有精神，物质也不会有活力。

探讨精神与物质的先后问题，又好像是讨论男人与女人的先后问题，到底是先有男人？还是先有女人？

实质上，是无所谓先后的，两者是共生共存的，即男人中含有女人的成分，女人中又含有男人的成分，即你中有我，我中有你。在大部分的场合、地点、时间等，人表现出的都是一种非男非女的身份进行工作，只有这种无性别身份的投入到工作中，只有在这种"不二"的角色时，才能全心全意地为国家、集体工作。如蚂蚁、蜜蜂工作的全是中性的工蜂、工蚁。

所以，精神与物质、心与形体是概指事物属性的两个极端方面，但实质上，两者犹如阴阳的属性，是互根的：即阴中有阳，阳中有阴。此两者的关系，就好比是蜡烛与火的关系，蜡烛为形为物质，为阴，而火为阳，为精神、为心；火旺，蜡烛就烧得快，如果火小，蜡烛就燃烧得慢，时间用得就长；如果一根蜡烛两头都点燃火，当然，蜡烛就烧得更快。

所以，从上述例子中，得出两者是一个整体，精神与物质，心与形体都是统一的，不能将此截然的分开来，两者的关系犹如手心与手背，如果取掉手心，手背也不是手背，整个手都不成为手。所以说："心形一体"，两者是一个整体，缺一不可，然而为方便后人学习，故特从两个方面进行论述。

（一）形为基础论

心形虽然是整体统一的，然而相对而言，形是物质基础，如果没有形，或者形不健全，则精神也不会正常。

人体之形，包括五官、九窍、四肢、脏腑、皮毛、骸骨等。人体的系统的任何组成部分，都是有机的一体的，缺一不可。

人如无目，则失明，无舌，则不能语，并发生吞咽困难；无脚，则

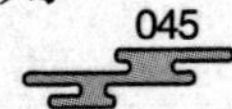

不能行,甚至无髌骨亦不能行走(如孙膑)。总之是缺一不可的。

(二)心为主帅论

人体的形如果完整,形全则功能全备,精神就可以发挥极大限度之作用。如有些人可以做到在一根头发丝上,刻上多首唐诗。当今,已经能做到在拇指甲盖大小的地方,做成电子集成的芯片,排列上万千计的电子集成元件,等等。

所以说,宇宙万象的发现、汽车火车、电脑照相、飞船潜艇、克隆基因、纳米技术等莫不因心而造。故心、精神是物质的统帅。心犹如司令,形为兵马,司令可以调动兵马,形体由内心来控制。

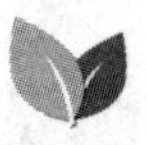

我们人类想要表达一些内心的想法,可以通过口来论述,用语言来表达,但完全是大脑的功能。人要写字时,虽用手书写,文字符号表述,但完全是大脑司令的意向。如果一个脑昏迷的病人,不要说写字、说话,恐怕连大小便都未必正常,因为此时,大脑是无由所主的。所以人类的社会活动、物质创造等,都是大脑(即心),来控制的。

故说:心者,形气之主帅,五脏六腑之大主,万神为之听命。

人类生命的构成由三部分组成,第一部分是形体部分,即解剖学,生理学已认识清楚的如各大系统,如呼吸系统、消化系统、循环系统、泌尿系统、神经系统等等,现代医学已经认识到这一系统的细胞、细胞核、粒子、基因片段等层次。第二部分是人类的心灵,即精神系统,包括意识、情感等。第三部分是人体各个系统中的器官所表现出来的动态功能。如胃的消化、肠的传导等等,此部分,中医多用升降出入等来形容,中医认为是"气"的功能。西医对此动态的功能,多用静态的方法来描述,能反映出一部分的状态。

形、气、神此三者之中,是互相影响、互相转化的。此三者的关系有一个恰当的比喻,犹如蜡烛与火、光的关系,蜡烛是形,神是火,光就是蜡烛燃烧产生的作用,就是蜡烛的"气";蜡烛因(形)火而燃，人之形，因神而动；火点蜡烛则发光，神欲动则形随；蜡烛燃烧的时间的长短，和火的大小成正比，火大，则时间短，如火小，则燃烧的时间长。故人之无形，神无以附；人之无神，形何以治？形者神之宅，神乃形之生(源)。

人体形气神三者之中，以神携气，以神统形，神为主帅，神是主体。心主神志，为生命之主宰，所谓得神者昌，失神者亡，若精神不正，形必败亡。故主明则形安，以此养生则寿，殁世不殆，以为天下则大昌；主不明则十二官危，使道闭塞而不通，形乃大伤，以此养生则殃。

六、修心法

(一)心力论

1. 心力大小

从广义上讲，心神之力是无穷无尽的。人类的一切文明成果，皆是由人类的精神创造下而产生的，所以，心力发明、创造了现代的社会文明。

尽管现代科学技术日新月异，但毕竟是人类使用的外力。人使用的外力直接由身力来实施，而身力却由心力来指挥与调度。

故外力、身力、心力此三者，起主导作用的是心力，因此，充分发挥与调动人体的心力，是预防控制疾病的关键所在，养身重在调心，是合乎“天道”的，所以古人讲：“百病从心治”。就是讲如何控制心力，充分地发挥和应用人的心力。

2. 精神的状态

人类的精神有几种状态，第一种即清醒的状态，即后天有意识思维与工作。第二种是睡眠的状态，这是人体进行后天补充能量，自我合成修复机体的一种状态。第三种是似睡非睡的一种潜意识状态。这种状态，就是充分发挥人体的主观能动性，不断地放松

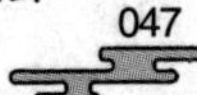

机体，可以产生超强的机体之能量，激发人体的自我痊愈功能，战胜疾病，故传统有："心生则病生，心灭则病灭。"只有当人之潜意识应用得当，就会治愈多种的疾病。

所以，机体如何进入这自我放松的状态，是非常重要的。

人只有破除我执、物执之后，方能祛除贪欲心，方能使机体很快地放松，在自我导引及气功练习中获得良好的治疗效果。

（二）平心守戒法

必须平时警戒贪、嗔、痴三毒。所谓贪毒，指迷恋于财、色、名、利、食等。因为爱财，其必劳神，神劳终必伤身。纵情于色，精漏气泄，精气受损，久之必病。争求于名，心里定要经历九曲十八弯，弯弯曲曲，心神浮游，烦恼生矣，烦恼生则导致七情失调，七情失调，则气郁气滞，脏腑功能失调，容易产生各种疾病。贪食各种美食、美酒、滋补佳品，往往导致肠胃厚而五脏病，当今社会的"富贵病"由此而生。所谓的嗔毒，指胸中对某些事，某些人充满忿恨，恼怒之情，心有愤愤积怨。因为心有积怨，故心体有染则心用不平，心用不平则气不顺而逆，气逆则血脉不和，血脉不和则诸疾病生矣。

所谓痴毒，即沉溺于某种境地（包括精神与物质两个方面）而不能自拔。因为心灵被外界的环境、财欲、物欲等束缚，以致精神不能自主，心随境迁，毫无主见，故神魂颠倒，诸事不能自主。故要达到心平，必须戒贪、去嗔、除痴为基本之法。

《内经》云：正气存内，邪不可干；或问曰：何谓正？

答曰：心守于内，谓之正。

心随境转，谓之失正，境随心转，谓之无邪。

故要达到心平气和，首先要认识这三毒，然后方能平心，只有平心后，方能够清心净心，达到无私心的境界。

（三）清心

清心，指清除三毒贪欲对精神的危害。

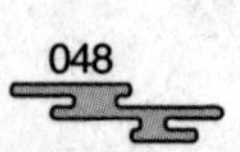

只有心平气和，知晓了贪、嗔、痴三毒对人的危害后，清除贪、嗔、痴三毒对精神的危害，贪、嗔、痴是一切烦恼的总根源，修炼一颗慈悲心，就可以断除心中的“贪、嗔”二毒；“贪、嗔”既除，“痴”无所依。三毒尽除，就可以回归心灵的宁静和和谐。

然后遵守戒律：不杀生、不偷盗、不妄语、不邪淫、不饮酒等。方可以清除外在的物质对人身心危害。

第一，不杀生。方可以保持仁爱之心，天地以生养万物为大德，以杀生为大恶，故爱生、不杀生，甚至放生（不食肉为间接放生）为君子之为，为君子之德。佛语：“放下屠刀、立地成佛。”戒杀，杀为天地之大恶。天地之大德为生，故将杀列为天地之大恶。故修行者，首先将戒杀，作为第一戒律。一个有修养的贤者，是不会热衷于杀戮的。人类历史上，许许多多的宗教，及大德都是将戒杀作为修行的首要功夫。如佛教是戒杀的，道教主张戒杀。而儒教虽然没有像佛教那样，但是也主张不亲杀、不见杀、不闻杀等，故君子者远庖厨。戒杀的深层含义是万物平等观，是仁爱之心的具体表现，所以如果人能首先不杀生，此人绝对是个善良的人，高尚的人，对家庭而言，是和谐长久的根源。

第二，不偷盗。偷盗为堕心的表现，人要明了偷盗是可耻的行为，偷盗一定会带给国家、集体及他人的损失，使自己不劳而获，培植自己的恶果，有时会破坏一个人的一生，或者毁灭一个家庭的幸福。偷盗时，已经给自己种植了恶因，将来会给自己带来恶果的。下列七点就是非分之财。

（1）窃取财物：别人东西，私下拿用。

（2）抵赖债务：欠人之钱，硬要赖账。

（3）挪用寄存：寄存之物，从中挪用。

（4）吞没共财：共同经营，非法多得。

（5）因便侵占：趁机得利，侵占存用。

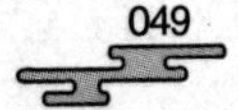

(6)藉势苟得:滥用权势,获得钱财。

(7)经营非法:私造毒品,不合国规。

以上7点都是偷盗的具体表现。

第三,不邪淫。邪淫是指正常房室以外的淫欲,淫可伤肾耗精,耗伤精气,使元气不足,使人体多病,短寿。淫包括含义有非法出精而导致伤精的手淫、邪淫、梦淫及非夫妻之间的淫欲接触。异性之间的淫欲,无病时的接触,可以损精耗气,加速人体衰老(精宝论有详载),如疾病时亦可以传染多种疫病,轻者传染局部的梅毒、尖锐湿疣;中则传染肝炎等全身性疾病;重则传染“艾滋病”。现代一部分人,就有意地通过“性”的接触,传染多种疾病。非洲人、欧美人因性生活开放(故艾滋病高发),唯有自律,方可自保。

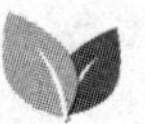

第四,不饮酒。此处不饮酒是指不过度饮酒,但作为常人,要在社会中交往、应酬、人情来往,可适度饮酒。过量饮酒后,心神失控,人之大脑过度兴奋,人的血液循环加速,脑细胞兴奋,行为、语言等难以控制,导致诸多的不该发生的事情产生,司机如饮酒,易发生交通事故,累及众多家庭;酒后,多心性失控,行为不能自制,易导致多种不良事态发生。

第五,不妄语。指客观、公正地描述事情,不讲假话,不添油加醋,不人前讲假话,人后做坏事。

(四)净心调气法

人类的心性,本体是纯洁、光明、无染的,由于后天多种因素的影响、自己形成了偏执的心态,所以要修正自己的心性,恢复原本的光明、无邪的本性,必须做到以下几点:

1. 破执去私

若要明心,首在破执去私,树“亲观”论,即孔子讲的“老吾老,以及人之老。幼吾幼,以及人之幼。”视老人敬若父母,视婴幼如同爱子,同龄人亲如兄弟姐妹,如此亲密,所以在与他人之交往

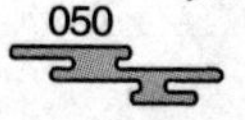

中，自然易与他人接近，何以有嗔怒抱怨等。孙思邈孙真人曾有名言："无论长幼妍媸，怨亲善友，皆作普同一等，至亲之想。"就是强调了亲观思想。墨子曾言："视他家为己家，谁盗！视他国为己国，谁伐！"此句名言，就是强调了一种"四海之内，皆兄弟也"的亲观思想。人无冤亲之分，心胸广阔，即视他人乐即为己乐，见他人苦犹如己苦，如此这般，方能树立亲观思想。

2. 克欲向善

要将自己的心态，从小心私欲中逐渐地解放出来，逐渐过渡到大心，甚至到无心（无私心）的高层境界，首先要克制自己的私欲，孔子曾讲："一人仁，则天下归仁"。如果每个人，都可以克制自己的私欲，自然人人都会"公而无私"，但是，在现实的生活中，我以为"一念恶，则天下皆恶。一念善，则天下皆善。若念念皆善，则为天堂。"

3. 布施去私

布施以培植仁心，布施有三种方法，可量力而为。

第一，法布施，就是面对有困难的人、有困惑的人，需要你指点时，你可以告诉他，解决困难，走出困境的途径、方法，古语讲：授人于鱼，莫如授之以渔，即法布施之旨。

第二，财布施，指有人需要你用财来周济时，你须用财做布施，而且要无回报的布施。

第三，物布施，指周围的生灵及人类，需要你用一定的物质给予帮助时，你必须应该无所回报的给予帮助。如人类对狗、猫等动物给予无私的照顾，这种动物一直会追随主人，甚至主人亡故后，十年如一日的依然等候主人，有报道，原插队知青从黑龙江返城回安徽某县后，收养的家犬经历千余公里距离寻找旧主。

4. 万物平等

各种生物在自然界中，都享有居住、生存、自由活动的权利，人不能认为自己是万物之灵，而随意地屠宰、剥夺其他动植物的生命。以人为本的提法，从自然界其他生物的观点来看，都是自私、片面、狭隘的，不符合万物平等的仁爱思想。

故人类者，不狩猎，使万种生物尽享天年，谓之慈悲。不垂钓，使鱼鳖类自由戏水，谓之仁爱。不折花，使花朵尽艳于自然，如此者方谓之仁心。

自然界有各种生物，都有权利在地球上，享受居住权、空气、阳光、森林、水分等，不能以为人类是万物之主，就有权力决定其他生物的数量、居住区域等等。

人类由于在地球上的大量繁殖，过多地破坏资源，已经导致了能源的加速消耗与环境的破坏。人类已经侵占了地球上的各个角落，现在又准备在海洋深处进行石油的开采，进行海洋环境的破坏。所以近年来，人类遇到的自然灾害，日益频繁。

5. 忘情去欲

情指七情，欲指六欲。七情，指怒、喜、思、悲、恐、忧、惊；六欲，指眼、耳、鼻、身、口、意六方面的欲望。七情，中医方面的专业术语，人的情绪不能过激，否则容易导致五脏、六腑的功能失调；六欲，过视伤肝、极听伤肾、极嗅伤肺、多语伤脾、意乱伤心、身动意乱则伤心肾。故圣人者眼、耳、口，三关紧闭，可以祛除耳贼、舍眼贼、绝鼻贼，若此方能清除七情六欲对人体的危害，淡薄欲望对人体的诱惑，此即存养三藏之道。

（五）正心祛病法

人只有清心、净心、明心、无私心、方能正心（正心，即指正见、正思维、正觉等），方能体会人体的疾病的本源，对世界观、人生观有正确的认识。

正确的生、老、病、死观，有生，就有病，就有死；对疾病、死亡、病痛，要有正确的认识，不要指望人体不会永远不得病，得病后要有积

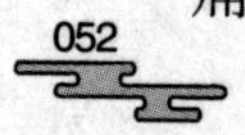

极的治疗方法，及良好的心态，不固执、不偏激、用空灵的思想对待（所谓的空灵，就是变化、运动的思维），不要认为自己永远是正确，即“色即是空，空即是色”的思想。再配合导引、呼吸、吐纳、小量的运动、饮食的调整等就可以治疗诸多后天的疾病。

如有些人，陷溺于家人及亲人的痛失中而多年不能正常地生活，其实有生就有死，所有人都不能逃脱此生存规律，如能够认识到此点，就对生存看得清淡一些，对死亡看得通融一些，就不会患得患失。人类目前在老年性疾病方面缺乏特效的方法与治疗手段，并没有返老还童的方法，让人体永葆青春、永远的长生不老。

故世人若能明晓以下箴言，可知病之根、疾之源，能断病之根本。

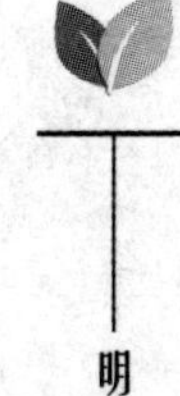

诗赞曰：

自身有病自心知，
身病还须心药医；
心若正时身亦净，
心若无病身何病。

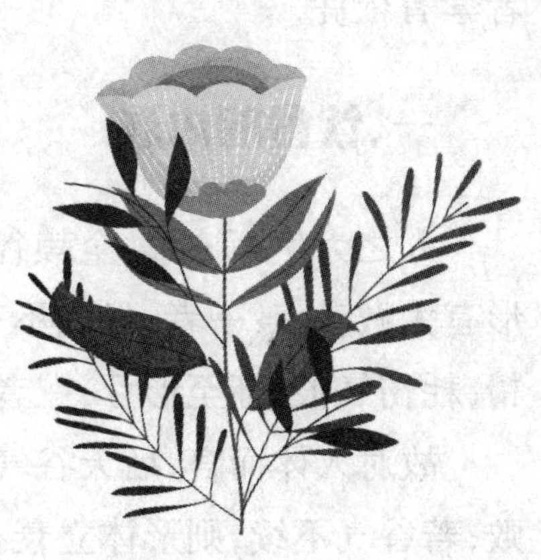

饮食论

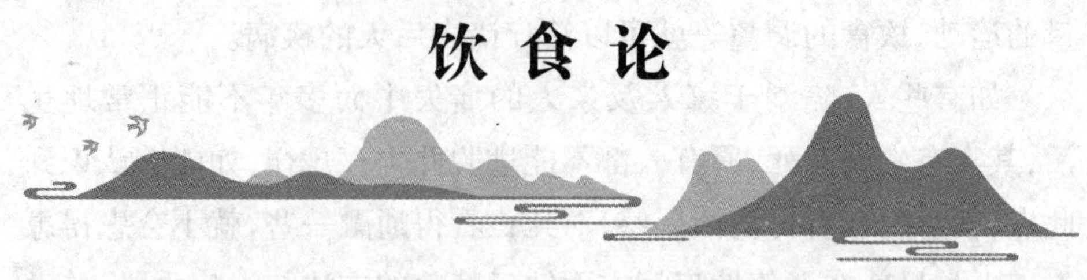

孟子曰:“食色,性也”,即言食欲和色欲是人的本能欲望,然今世之人,陷溺于食欲、色欲之人举目皆是。故世俗之人,若不为色欲所害,便为食欲所累。故本篇专为饮食养生而作。

然世人只知饮食可以养生,却不知,饮食失调亦可以害生,犹如“水能载舟,亦能覆舟”,如能适宜调整饮食,则可以防治疾病于未然之中。是故上工者,尤重饮食与色欲二因,金元大医朱丹溪,专作“饮食箴”,与“色欲箴”,以示后代子侄,然而当今之医,或医著类,鲜有专门论及,所以笔者有义务将此详论,使后学者学有依凭。

一、饮食的内涵

人之为生而成形,全赖谷气充养,若谷气不充,则气血不足。故形有大贼者三:一者,谷气不充,气血不足,形体失养;二者,纵欲竭精,耗伤气根,渐至形亏;三者,心神失调,紊乱内气,气伤形体。

故对人体而言,后天谷气,犹兵家之粮饷,若粮饷一断则兵家速败;若谷气不续,则形体立衰。

故俗语有:“人是铁,饭是钢”之谚语。

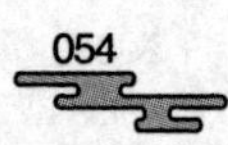

人类合理的饮食,应是以灵长类动物类的食谱,即以素食类为主,杂以动物类的食品。然现代社会的常识,是建立在工业文明基础上形成的医学常识。现代人需要的五种基本营养元素是:蛋白质、脂肪、维生素、矿物质及碳水化合物(糖类),当然水也是必需的基本物,也有人认为纤维素也是营养物质的一种。普通人以为,此类物品的摄入越多,对人体就越好,结果导致现代人每每追求高蛋白、高脂肪类的食物,以保证产生大量的热量,但结果导致了许多饮食类的疾病,如心脑血管病及肿瘤等疾病的产生。

二、人类的消化系统结构略析

人类是从远古的灵长类动物进化而来,和猩猩、猴子类是近亲,所以人类的饮食应该是以果实、蔬菜类食品为主。

(一)人类的消化系统特征

1. 牙齿以平坦磨碎食物的臼齿为主。

2. 有发展完善的唾液腺、消化腺等,可初步消化水果类。

3. 无尖锐突出的撕咬肉食类食品的犬齿。

4. 无爪甲(用以撕猎肉食)。

5. 碱性唾液、内有许多酵素可初步消化谷类。

6. 胃酸较肉食类动物少 20 倍。

7. 肠道是背脊的 12 倍。

8. 由皮肤上的毛孔散热。

(二)素食类动物的消化系统特征

1. 有平坦后臼齿可磨碎食物。

2. 有发展完善的唾液腺等,可初步消化水果谷类。

3. 无尖锐突出的犬齿。

4. 无爪甲。

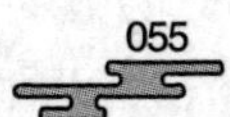

5. 碱性唾液、内有许多酵素(酶类)可初步消化谷类。

6. 胃酸较肉食动物少20倍。

7. 肠道是背脊的12倍长,故水果等不易腐败之物可以缓慢地通过消化管。

8. 由皮肤上的毛孔散热。

(三)肉食类动物的特征

1. 无平坦后臼齿可磨碎食物。

2. 有尖锐突出的撕咬肉食类食品的犬齿,尖锐状的磨牙可以咬断骨头。

3. 有爪甲。

4. 口中只有细小的唾液腺。

5. 酸性唾液,无酵素等不能事先消化谷类。

6. 胃中有很强的胃酸(约为非肉食类动物的20倍),来消化坚硬的肉类骨头等。

7. 肠道只有背脊的3倍长,故能将易腐败的肉类迅速地排出到体外。

8. 皮肤上没有毛孔,经舌头等散发体热。

也有资料显示,从体长与消化道的长度比较上,与上述的资料稍有差异,如肉食性动物的肠腔长度是体长的3倍,而草食性动物的肠腔长度是体长(背脊)的16倍,而人类的肠腔是体长的12倍,所以分析人类的消化道,更接近于草食性动物。

从以上三类动物的比较中可以看出,我们人类并非食肉类动物;相反,更易接近食果实类动物。

为此,笔者专门到兰州市白塔山公园的猕猴谷观察过猴子的牙齿,和我们人类的牙齿非常接近。并又观察了狼狗的牙齿,是满嘴的犬牙交错,和我们人类是完全不同的牙齿结构。

或有人问:我们人类为什么喜欢食肉,这难道不是肉食类动物

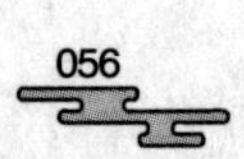

的一个证明吗？其实，这是人类认识的一个误区。因为现代人类的饮食习惯完全是依靠：煎、炸、烹、炒等方法将各种所谓的调料渗入到肉食中而食用的。人类直接生食就能消化的，恐怕只有水果及蔬菜类；而面前放一盘生的牛羊肉类，人类的任何一个人都不愿吃，即便吃了，也消化不动，而对此生肉眉飞色舞，喜上心头，恐怕也只有动物园中的兽性十足的、食肉类动物如虎豹狼犬类，因为这才是其本来面目。

三、肉食过多的危害

过食肉食，会导致系列的危害，如导致体内胆固醇过高而沉积于体内的血管壁上，最终导致心脑血管病，如冠心病心绞痛、高血压病等；有些病人即便是血压不算太高，也有动脉硬化，从而诱发脑血管破裂即产生脑出血等。以下从几个方面加以论述。

(一)过食肉食会导致心脑血管病变

过食肉类食品，会导致摄取的脂肪类食品偏高，使体内的胆固醇含量升高，这些脂肪类的成份会沉积于血管壁上，久而久之，血管壁就变得日趋狭窄，通过的血液流量会减少，结果就会导致冠心病心绞痛的发生，严重者甚至会有心肌梗死而置人于死地。

高血压病的发生之机制，尽管现代有许多学说进行解释，如有大脑皮层功能紊乱学说，及血管舒缩中枢失调学说等等，但实质上，其根本的核心，还在于饮食上未加以控制。如果不从饮食上加以控制，仅仅是服用些药物，一边用药物扩张血管，降低血压；而同时又用高脂肪等食物来增加胆固醇的含量，使血液黏稠，管腔变得狭窄。故许多高血压的病人，尽管服用了多年的药物，但最终因高血压的并发症而病死及病残。

究其根本病因，还是现代文化导致人类认识的误区，因为现代的西医学常识告诉人类：每天必须摄入一定量的蛋白质和脂肪，才能补充能量，结果导致现代人类追求高蛋白等食品，致使肥胖病，高血压等病大量发生。

在这里，我们就要反问一句，牛、羊、大象等动物，从来不食肉，为何身躯非常的健壮？这个问题的答案就是：和动物自身的消化系统结构有关，任何一种生物、动物都是将复杂的大分子的食品，在消化酶的作用下，转化为小分子的易吸收的成分，再为生物自己所吸收。我们人类也是如此，并非吃蛋白质就可以补充蛋白质，而是要将复杂的蛋白质，消化为最简单的氨基酸以及含氮的肽类化合物等，将多余的氮，要从大肠及肾中过滤排掉，人体再合成蛋白质。所以饮食上，人体吸收的越简单就越易消化。

（二）肉食过多会加重肾、大肠的负担

众所周知，尿是肾脏生成的排泄物，人体的尿 95% ~97% 为水分，固体物只有 3% ~5%，而固体物中有两类成分即有机物与无机物，有机物中主要为尿素、其余为肌酐、尿酸等；而尿素，则主要是以氨盐的形式存在，当体内摄入过多的蛋白质或蛋白质代谢增强时，人体的尿素排除就增强；而无机物中就是以无机盐为主，包括氯化钠及硫酸盐和磷酸盐等盐类。硫酸盐、磷酸盐含量与体内的蛋白质代谢增强成正比。如果摄入过高的蛋白质，会促使人体的肾小球硬化，易患肾病。人体肾脏病变，就会导致蛋白质的代谢产物“尿素”类非蛋白氮增高，所以血液中就可以查出非蛋白氮及尿素氮的含量明显升高，而尿液中就会出现病理性蛋白尿的反应。如患急性肾小球肾炎的病人，在未发生肾衰竭之前，清淡的饮食就可以减轻症状（少量的蛋白质食品，每日宜控制在 40 克以内），如果已经出现肾衰，氮质血症，则应限制蛋白质的摄入量，宜每日 20 克以下（或以植物蛋白为主），若蛋白质过多时，会加重尿毒症和氮质血症。

过食肉类，易导致肠类的病变。肉类食品中，由于缺乏纤维素，故肉类食品在肠道中的移动非常缓慢。有人统计，发现肉类食

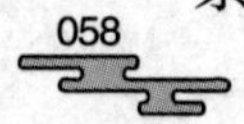

品之吸收要较谷类及蔬菜类食品要慢四倍。因此我们现代人为什么多见慢性便秘及便秘带来的后遗症。

笔者以前,每至农历的腊月期间,因过食肉类,导致便秘,3 日余一次,并时有下血,后饮食注意后,方才消除此类苦症。

现代喜食肉食者,都会有此体会,经常产生便秘,兼有痔疮,时大便下血;重则下血不止等,便形如羊粪,坚硬无比,每次 30 ~ 40 分钟或方能排出。所以古语有“十男九痔”,就是强调男性因为生活习惯的缘故,易得便秘、痔疮疾病。

(三)过食肉类易得肿瘤等病症

肿瘤、癌症是现代人们所患的最常见的疾病之一,俗称是人类的三大杀手之一(指肿瘤、心脏病、高血压导致的脑病,人类易因此三类疾病而猝死)。

肿瘤的成因有很多种学说,一种是致癌物质学说,是指人体摄入了过量的致癌物质后,易诱发各种肿瘤;如现代医学已经证明,如肉类经油炸后产生的致癌物质“苯基嘌呤”,非常高。实验证明,若以“苯基嘌呤”喂食老鼠,则老鼠会得“白血病”、胃癌及骨癌等。除此,肉类和脂肪至高温还会产生致癌物质如“甲基胆菲”,此种物质经动物实验证明,大量供给小动物后,就会易生癌症,即便是小量的此种物质,也易增加癌症的发病率。其他致癌物质,尚有亚硝酸盐类及防腐剂等,亦都含有致癌物质。

现代在美国、西欧等国家,肿瘤之中如肠癌的发病率就非常高,尤其苏格兰人,因较英格兰人多食用 20% 的牛肉,故患肠癌的比例就在世界上是最高。

不仅仅是如此,即便是在已发现的肿瘤病人身上,更明显地可以见到,当给病人增加服用蛋白质食品时,癌瘤的发育与扩散更为惊人,因为癌细胞的代谢要比正常细胞更为旺盛,它会夺取大量的蛋白质,以塑造自己,这一点令现代医学的肿瘤研究工作者,已经开始注意该问题。

美国人的研究证明，合理的饮食习惯以中国人的饮食为好，即十分之九的淀粉、蔬菜再加上少量的蛋白质等食品，最为合理。美国人营养过剩，像直肠癌、乳腺癌、心脏病等非常多见。

有些妇女，在月经来潮的前几天，由于内分泌功能紊乱，加上不良情绪的刺激，经常出现乳房胀痛、乳头触痛等症状，严重者甚至不能触摸，十分痛苦。并且又发现乳腺癌的高发地区的食物，普遍含有大量的脂肪及动物蛋白。如美国人的食物中含有脂肪、蛋白类食品是日本人的3倍，所以美国人的乳腺癌也是日本人的3倍。在日本国内，家庭富裕的女性，其乳腺癌的发病率比贫穷的女性要高8.5倍。

动物实验证明，高蛋白、脂肪类食品促进了某些激素的生成与释放，从而亦促使了乳腺癌的发生。食物中的脂肪类可能通过以下三条途径造成危害：一是它可能是环境中脂溶性致癌物质的运载工具；二是它抑制了免疫反应；三是它为癌增强剂提供来源。

许多学者发现，肥胖绝经后的妇女更易患乳腺癌。

所以良好的饮食习惯，是预防癌症的最好方法。希望大家能够保持良好的饮食习惯，从而终身受益。

（四）过食肉类会导致内分泌疾病

摄取过多的蛋白质时，经过代谢，就会在人体内，残留下许多有毒的代谢残余废物，进而，导致引起自体中毒，酸碱平衡失去正常（酸性加重）等。

如痛风的病人的发作，就是因为酒肉过多，尤其是海鲜类及牛羊肉等过多，此类食品属于高嘌呤的高蛋白食品，在体内代谢后，产生大量的尿酸，如同时饮酒，乙醇代谢会产生乳酸而阻止肾脏对尿酸的排泄，嘌呤代谢紊乱，尿酸盐结晶，沉积于关节腔内，从而引起滑膜的急性反应，使滑膜充血、肿胀，关节液渗出增加，引起疼痛等，医学上称此为急性痛风性关节炎，最常见的是在趾跖关节、趾间关节，起病时较快，病人常在夜间无缘无故地被关节肿痛惊醒，并伴有关节周围发热、发红及弥漫性红斑等。

据调查证明，吃一次动物类的火锅，摄入的嘌呤就是普通饮食的十倍，甚至是数十倍，而高血压的病人，患痛风的可能性要大十倍。故而痛风病人的治疗，饮食尤其注意，戒高蛋白食品，如牛羊肉等、海鲜、虾类。所以此类病人要严格地限制蛋白质的摄入量。

（五）过食肉类易导致酸性体质

众所周知，人类的疾病，在通常情况下，其病理都是酸碱平衡失常，人类的血质及体液偏重于呈酸性，所以有酸性代谢产物堆积，不易排泄。如风湿症，肾炎及胶元类病变，甚至包括气喘、肺病、疼痛类病变等等人类的诸多疾病都是呈 pH 值为酸性的。所以要改变人类的病理性的酸性体液等，唯有从饮食上调整，方为最快，亦是治本的方法之一。举例而言：胃溃疡等溃疡类的病变，临床症状是以反酸、上腹部周期性疼痛、恶心、嗳气等症；其病理，西医认为是胃酸过度分泌，加之胃黏膜功能减弱及神经内分泌失常，导致本病的发生。而我以为，这是偏嗜肉类蛋白质的食品，导致人体易患酸性体质，再加之，长期食用对人体有刺激的食品，如辛辣刺激品、酒类等，就易得胃溃疡之病。

肝炎类疾病，目前认为是一种常见的消化系统传染病，其病因是自身免疫功能低下，加之，感受肝炎病毒等引起。这种病，目前尚无特效的方法，在临床对症治疗的过程中，临床医生常嘱咐病人："多休息，吃好一些，不要劳累等"。所以病人往往错误认为，高蛋白就是好一些的食品，而以此补之。

但众所周知，肝脏参与到人体的多种功能，如分泌胆汁，参与消化，分泌多种酶，参与代谢及解毒。如解毒，要将机体有毒的含氮的氨（NH_4^+），通过肾方能转变为尿素。所以肝脏病变时，解毒功能就弱;如果再大量地食用含氮类的蛋白质食品,就加重了肝脏的负担,这无疑是饮鸩止渴,以火救火。

人类的多种慢性疾病,都和人类的微酸性血质、体液有关,只有改变这种血质的 pH 值,才能从根本上控制症状。

我原来单位同僚,患有胃酸过多症,泛酸时,唯有大口喝碱水等,才能控制症状,症状严重时,亲见大口大口吐酸水,病人十分难受,后从饮食上控制后,方见改善,而痊愈(当然,疾病的发生、变化与诸多因素有关,诸君可参阅本书的其他内容;唯有了解了诸多篇章后,方能对疾病有认识上的质的飞跃,才能对疾病有根本的了解与认识)。

(六)过食肉类,易患皮肤疾病

过食肉类蛋白质后,经过代谢,如果体内脏腑的功能正常,此类代谢物一部分会代谢掉,一部分会沉积于表面浅层的部位,最终而诱发各类皮肤病。

如白癜风类病变,现代医学尚未认识清楚;不过目前认识和下列因素有关:一是微量元素缺乏,如锌、铜的含量及比例失常等。二是黑色素细胞的功能减弱。三是自身免疫功能低下,等等。

某医科大学的教授级专家,带领诸多研究生,从事白癜风与微量元素的研究,发现白癜风病与缺锌等元素有关,于是就给病人服用了以微量元素为主的药剂;但发现,病人的白癜风症状几乎无缓解。

尚有部分医院从事"皮岛"移植,即将正常的皮肤移植入白癜风病灶处,病人亲述(1997 年价位),1 平方厘米的定价是100 元,移植早期尚有一定的疗效;不久,病灶处的移植皮肤又被白癜风化。这种治疗方法,实质上均为治外不治内,治标不治本,故病人不易治愈,且易复发。

又如西医的神经性皮炎,中医称为"牛皮癣",此类病变,常发

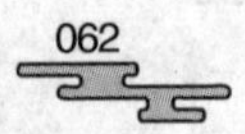

生于病人的颈项部及其他部位，以皮肤增厚、脱屑、发痒等症状为主，西医上常给予神经营养剂等，而中医上亦常给予祛风、健脾燥湿类药物等；但是病人亦常反复，不易根治。实质上，此类病人多为饮食所累。病人日常生活中经常过多食用辛辣和肉食品等导致。如果食物中戒辛辣之刺激物，病必然缓解。

又，吾同僚某君，喜食牛羊肉而患“银屑病”，服用多种药物，不甚明显，后经我指出，此病唯有“淡饮食、薄滋味”，方能根治，后经半年不药而愈。

四、食物的合理组成

人体的生命活动，每日需补充一定的基本食品。现代医学认为必须每日摄取蛋白质、脂肪、矿物质、淀粉及维生素、水分等，最早将人类所需的热量，每日用定量计算出来的是德国的慕尼黑大学的福特教授，他于 1881 年发表了“卡路里学说”：认为成人每天需要的营养食品，应有蛋白质 137 克、脂肪 117 克、碳水化合物 352 克、这些食品所产生的热量约为 3070 卡路里，相当于当时的强烈劳力者的一日需求。

因为当时正值工业化革命，一切工作劳动都是借体力劳动才能完成。

更何况在欧洲等国基础上成立的这种计算方法，是建立在西方的基础文化之上的，西方的文化是在渔猎社会的氛围下形成的，强调从动物中，获得食品，故西方自然就特别强调蛋白质与脂肪类食物的摄入。

现代社会的人类劳动强度，已远远低于 19 世纪，现代人出行则有交通工具，如飞机、火车、汽车类；干活时，则有机械，到商场、公司上楼时，都有电梯代步，根本就用不了 3070 卡路里的热量，所以西方的饮食，如牛排、火腿、蛋类，还沿袭了过去的习惯，已有明显的弊端；而现代西方人所患的疾病，就是和饮食习惯密切相关。如肥胖症、高血压、心脏病、直肠癌、痔疮、糖尿病等。

合理的饮食，从消化结构分析：人类应以植物类为主，稍佐以牛奶、蛋类为辅；肉类食品宜少食，如此方符合人类的生理尤其是中老年的朋友饮食更宜清淡。

如果儿童在成长发育期间，应补充适宜的牛奶、蛋类食品，以此为蛋白质的主要来源，再辅助以植物类蛋白等食品，完全可以满足蛋白质的需求。

五、现代的"食源性"疾病

现代的疾病，我们人类认识清楚，能够治疗的仅仅是一部分，尚有许多疾病，我们必须从饮食等方面注意，并加以预防，如果我们不实施"自我防范"，难免会导致食源性类疾病。

（一）污染类食品

笔者 1997 年初秋，曾到位于兰州市近郊的我一个"尕娘"（即姑姑）家拜访，中午时，尕娘摘来一棵莲花菜，炒熟后一吃，感觉味道香甜、爽口，一问，原来是没有打过农药的"绿色蔬菜"。现代的人们，功利"私"想极重，为了多挣钱，于是给蔬菜上化肥、农药、生物制剂类等，结果是蔬菜、水果都变了味。笔者于 70 年代时吃的兰州白兰瓜，甜得蛰嘴，嘴角都裂口，现在全国恐怕都没有这类瓜。

现在主要由于农业污染、化肥污染、工业三废污染及生物污染等，蔬菜、水果等已变味不说，甚至已引起中毒及死人。据国家有关部门统计，全国因污染蔬菜而中毒的人数大幅度上升。如长期食用被农药污染的食品，日积月累就会因慢性中毒而诱发各种疾病。

（二）含毒物类食品中毒

有一些不法商贩，为追求利润，采取非正规的方法加工食品。

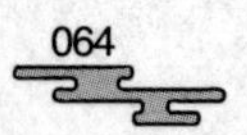

致使食物中含有有毒物质,或食物中细菌及致癌物质含量超标。如用硫黄等增白剂熏制馒头,用病死的禽畜肉加工为熟食品等;或用福尔马林泡制水产品等,致使人体中毒。又如有的不法商人,为了增加猪肉瘦肉的含量,给猪喂养饲料中添加化学成分为盐酸克仑特罗(俗名叫瘦肉精)的添加剂,生猪食用了“瘦肉精”后,能减少脂肪,使猪肉的瘦肉看起来发亮,并使瘦肉的含量增加,但是如果人食用了这种猪肉后,短期内就会出现血压升高、血管扩张、心跳加快以及肾脏功能减弱等,长期服用后,会导致人死亡等。

(三)防腐剂产生危害

如饮料、酱油、罐头类等都含有一定的防腐剂。

而防腐剂中有:三梨酸、三梨酸甲、苯甲酸、苯甲酸钠、亚硝酸盐、植物杀菌素等。有些厂家在使用的过程中,为了延长保质期,并没有严格执行国家的有关规定,有滥用、超标使用等问题。现已证明,亚硝酸盐的致癌危险性最大。

(四)餐具的危害

现代发现,餐具、炊具对人体都有一定的影响,金属铝制成铝饭锅、铝炒锅、铝压力锅等,铝对人体的危害是微弱的,但是一日三餐,一年 365 天,天天都用,对人体会产生缓慢的累积微量中毒。如铝制的高压锅,在高温、高压的条件下,铝易和食盐发生化学反应,生成大量的铝的化合物,使食用者的健康受到损害。有关资料表明摄入超量的铝化合物,可导致中枢神经系统、肾脏疾病和骨骼及肌肉变形等。这是在对早期的老年痴呆症患者死后的解剖研究中得出的结果,因这些死者的大脑等器官的铝元素的含量大大高于正常人的水平。除此尚有彩色釉质的餐具等,也含有超标的有铅物质,也容易造成慢性铅中毒。

六、饮食补益法

在慢性疾病及体虚和需要补益时，需要适宜的调整饮食，以促进消化功能的恢复，达到补益气血，强壮身体，使疾病及早地恢复，有时往往可以起到药物所不能起的作用。养生却病尤其需要从饮食上进行调整。

人类在患有各类疾病时，如果能够了解食物的性味功效，就可以据病人自己的体质、习惯及患病的性质等，以及环境类来选择合适的食品进行调补，一般将食物分为，寒、温、平三性，可以据此而分类。

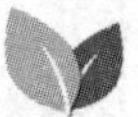

1. 谷食类

①温性的有：面、酒曲、豆油、酒醋等，发热等病人不宜。②平性的有：糯米、黄豆、黑豆、豌豆等。③凉性的有：小米、荞麦、绿豆、豆腐、豆豉及豆浆。

2. 蔬菜类

①温性的有：生姜、葱类、大蒜、韭菜、胡萝卜等。②平性的有：山药、南瓜、葫芦、薤白等。③凉性的有：黄瓜、西瓜、白菜、竹笋、芋头、茄子、油菜、苋菜等。

3. 水果类

①温性的有：温性的有龙眼、荔枝、大枣、砂糖、蜂蜜（大部分为热性），乌梅、木瓜、栗子、李子、橘子、桃子等为热性。②平性的有：黄精、枇杷、青梅等。③凉性的有：梨类、菱、藕、百合、柿饼、白果、甘蔗、广柑等。

4. 禽肉类

①温性的有：鸡肉、犬肉、牛肉、羊肉、鹿肉、猫肉、稚肉等。②平性的有：猪肉、雁肉等。③寒性的有：兔肉。

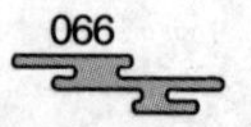

5. 鳞介类

①温性的有:鲫鱼、鲥鱼、虾类、鲢鱼、鳝鱼等。②平性的有:鲤鱼、银鱼、乌贼鱼、等。③寒性的有:鳗鱼、鳢鱼、田鸡、螃蟹、鳖、龟、牡蛎、蛤子等。

以上这些是对常见的食物进行简单的分类,亦有人将药物中的可以食用的部分进行加工为食品,谓之:药用粥可以辅助治疗许多之疾病。

七、古人论饮食养生

现代之人体,除以精气神这三藏为灵丹内药外,尚需要注意饮食调摄,故稍有不慎,则会为饮食所累。

《抱扑子》曰:"行大要,不欲多食生菜、肥鲜之物,令人气强难闭。又当禁忿怒,多忿怒,则气乱不得益,令人发咳。"

《天仙正理》"精洁芽菜淡饭,调养口腹,安静气体,亦易事耳。"马丹阳曰:"薄滋味所以养气,去嗔恚所以养性。一念若动,气随心散,精逐气亡,神驰故也,此惩忿之先于窒欲也。"

《天仙正理》"禁戒甘旨荤腥,专持素食,宜遵《四十九章经》元始天尊法旨所云。斋戒者,道之根本,法之律梁。"

一般现代研究肉食性的食品多为酸性食品,蔬菜类、柑橘、柠檬等为碱性食品。从治病防病的角度,食物宜多碱性,少酸性,方符合人体的生理需求!

诗赞:

天造地化法自然,
混元一气补脾肾;
肾气蛰藏脾土旺,
气血顺达百病消!

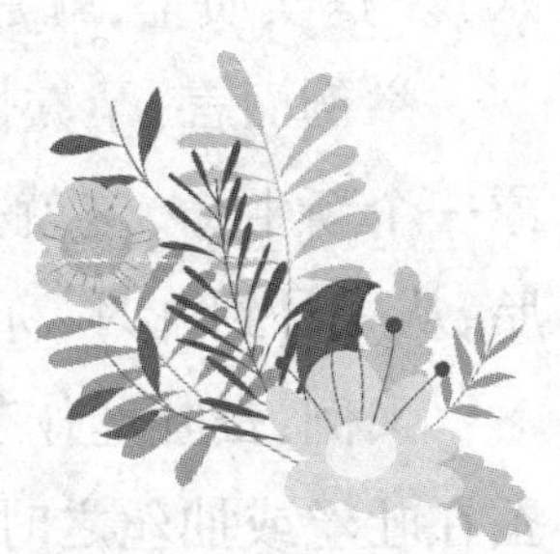

疾病变化论

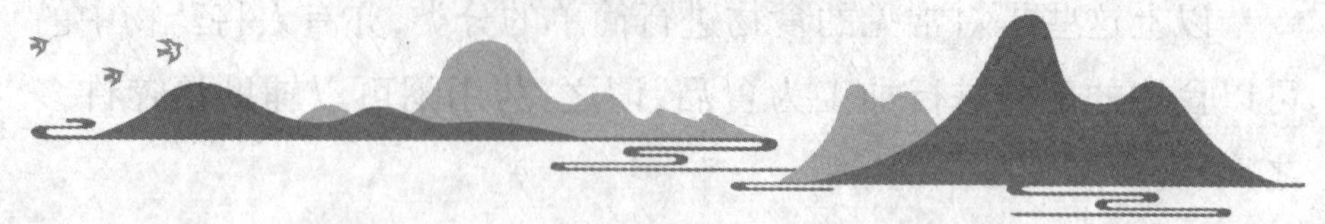

一、变化的概念

变:是指顿变,是指客观事物在较短的时空内,发生了形态上质的变化。

变为倏忽之变,自阴至阳,忽然之变;顿变有明显可见之处。如春、夏、秋、冬,四季交替,便是顿变。故此变是迅速、突然的、有形迹的飞跃,现代称为质变。

化:为渐化,其过程为逐渐的过程,是在不知不觉的过程中,逐渐不断地发生变化,是一种不显著的变化,是一个连续的量变过程。朱子认为:"化是逐旋不觉化将去。""化是逐一挨将去底,一日复一日,一月复一月,节节挨将去,便成一年,这是化(《朱子语类》九十八)。"这实质上,就是量变。

举例而言:孕妇怀孕十月,一朝分娩,忽然生出胎儿,全家人突添一个新生命,这就是大的变化,故称之为变。而化者:如孕妇怀胎,从一月到九月,称为化,每天胎儿的变化过程在无形之中。

又例:蚕吐丝作茧称为化;抽丝剥茧称为化;我们肉眼难以明了蚕在吐丝或抽丝之时短暂之化的过程。所以,化是细微难以分别之

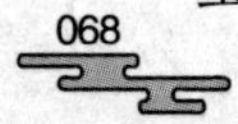

改变,而蚕破茧成蝶则成为顿变,现称为质变。

二、变化的内涵

世界上任何事物、物质都处于变化的运动之中。如大到宇宙星球,小到分子、原子、粒子等等,以及我们自身人体内的各种系统、组织细胞,如各种组织的新陈代谢,无时无刻不在进行着,而其中细微的化,我们人类有时很难感觉到,但是大的变却又能明显体会出。

宇宙星球、地球无不每日发生细微的化,尔后到一定的时空内,再发生顿变。比如:我们的地球,原本大陆是版块一体的,后来经过漫长的变化,而形成了现代的欧洲、亚洲、美洲等,这就是有名的"大陆漂移学说"。当然,地壳的内部运动,一直进行着,以后还会持续下去,无情的客观世界,大地、山川河岳,变得相对慢一些。而有情的生物,生命体则变化就显得快一些。

例如:自然界的气候也在发生变化,据统计,20 世纪的 100 年间,全球的气候平均上升了 0.6 摄氏度。这一结果导致[①]动植物的迁移,据分析,非洲大陆海拔最高、最壮观的景观乞力马扎罗山的雪峰,将会在 20 年内完全融化,无数的海洋生物也开始迁移。

三、人体的变化

人体时时刻刻都在发生新陈代谢的变化,内部的环境,也不断地发生变化,以适应外界世界的改变。

如:人体的红细胞的寿命是 120 天左右,所以人体每天不断产生新的红细胞,又将衰老的红细胞,从脾脏等内脏中破坏,而吸收其中的养分,所以 120 天后,人体又产生了许多难以计数的新的红细

① 都市天地报 2002/3/31:A9 版:引著名的科学杂志《自然》,据分析全球气候的变暖,全球性的动植物开始搬家。

胞，而白细胞也是不断地产生及破坏，可以说白细胞就是人体王国中的执法系统中的警察。如果人体有炎症、病灶，人体的白细胞中的多种抗炎细胞，就会从来不讲条件，义无反顾的冲锋陷阵，直到壮烈牺牲，其正常生命很短，只有 12 天左右。

而人体中如毛发、指甲、骨骼及内脏等每天都在变化及生长。如成年人的指甲有 1.5～2 月左右新的指甲就会完全取代了旧的指甲；皮肤的上皮细胞，也在每日进行着新的代谢，28 日后皮肤的上皮细胞就变成“垢痂”。而每日之中，骨骼也在进行变化，成骨细胞每日进行新的代谢，老龄后，则骨骼的合成减弱，而分解等代谢相对增强，骨丢失现象加重，致密质骨和松质骨的分解均加快，所以老年朋友骨骼也在时时发生变化，稍有外伤就易发生骨折。

四、物质的变化

世界上的任何一种物质，都有生成异灭之变化，用中医的术语就是：生长壮老已。

我们人类可以感觉到最明显的是一粒种子的生长发育及成熟。如一年生的草木种子，在适宜的春季，有水分、土壤、阳光等配合，就会生长发芽、成长，直至结蕾开花，最终形成果实，成熟后不久，叶子就变得枯黄，整个植物这一年的生命就结束了，植物全部遗传信息就全部保留在其子代的种子身上了。

植物是如此，世界万物何尝不是如此呢？

即便是同一种生物，也会因时间、环境、空间的不同，而发生不同的变异，当然这种变化稍慢一些。

很多年以前，有两群同宗的蜜蜂，由于机遇之不同，一群去了欧洲，一群去了非洲。

经过多年后，它们的后代分别被称之为非洲蜂与欧洲蜂。令人惊讶的是，它们已变得截然不同。欧洲温和的气候、充足的蜜源、优

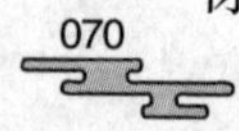

裕的环境，造就了善良、宽厚的欧洲蜂；而非洲酷热的气候、屡遭野生动物与人类偷袭的恶劣环境造就了凶悍、机敏的非洲蜂。同样，遭遇袭击，欧洲蜂需43秒才作出反应，非洲蜂却在25秒内作出反应；欧洲蜂对敌人最多追出30米远，最多与之斗争3分钟，保命则已。而非洲蜂则可以追出200米远，并可以连续作战达90分钟，足以让稍弱小的对手置于死地。

任何生物都在改变自己以适应外界，即便是基因也会发生变化。

五、人体的命运变化

人类的身体每日都发生着细微的变化，一天和一天比较则较为细微，很难明确观察，但是，如果今年之春和今年之秋比较，则易得出变化的结果。

我们人自出生以后，形体上发生的变化，上面已经论述过了；而实质上命运的变化，则完全掌握在自己的手中，而外部的客观环境只是次要因素。如有的人出生不久，就因为家庭、地位等不同，所以较为富有；而有的人，出生在贫困的偏远农村，家庭较为穷困，甚至连温饱、吃饭都成为问题。

但是，命运之舟，却在自己的手中操纵，如果你上学时，勤奋求学，发奋读书，每日努力的学习，犹如耕耘一般，终将取得收获之时，所以，小学到中学之时，也是命运每日发生细微渐化之时，每到高考六月时，就是命运发生顿变之时，考中之后，命运就翻开了顿变的一页。如果你有博爱之心，则“爱人者，人恒爱之；敬人者，人恒敬之”。如此就会有多种机缘，都会向你招手，而你的朋友则会向你介绍多种机会，促使你成功。很难想象，一个自私贪婪之人，会在社会上成功，即便是成功，也不易持久。如侥幸成功，更易导致失败。

六、精神的变化

普通人体的精神，也在时时的发生变化。例如，人在幼年的时期，只是觉得一天玩是最高兴的事情，如果肚子饿了，就觉得好吃的东西最好，所以，我的小女每次出去，总是给我说："爸爸，给我买一些好东西吃。"在她的想象中，只有吃的东西是最好的。有一次，我问她："你长大后，挣了钱，想怎样花？"她说："买多多的好东西吃。"

长至青年时期或发育成熟以后，恐怕会对异性的兴趣，要浓厚得多，这时会想办法和异性交朋友等等，此时的想法，恐怕与幼年的时期是不同的。

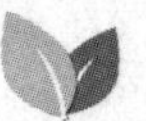

到了中年时期，大部分人或者会热衷于对金钱的崇拜或者会想尽许许多多的方法来挣钱，当然也有些人，会追求不同的物质等等。所以省庵大师曾说："心无常主，类商贾而处处奔驰，身无定形，似房屋而频频迁徙。"有的人一辈子东奔西走，不知道自己的目的地在哪里。

七、疾病的化气变形方法

疾病的病气，即指不健康的功能状态，如果积累到一定程度，经日积月累就会在某段时间，产生发生质和形的大的改变。比如常食膏粱厚味之食品，用现代的语言解释，就是高脂肪、高蛋白、高热量的食品（动物类食品），由于所含的胆固醇等较高，导致血压上升。如果不注意控制饮食，仅仅是从标上，服用一些降压药，而不去从根本上寻找导致血压升高的原因，不但高血压永远不会下降，而且还会逐渐加重诱发诸如高血压脑病，如脑卒中等，因为高血压的根本原因就在于私欲太重的贪食之心，所以，高血压累积到一定程度就会导致脑卒中，这就是疾病渐化累积而发生之形变。

又如肿瘤的过程也是如此。一个人在 40 岁以后，元气逐渐虚

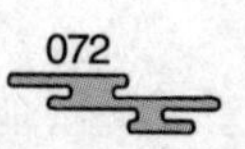

弱不足，而此时，从现代医学观之，是人体的免疫系统功能逐渐下降，其中人体内部血液系统中的“清道夫”即白细胞类、淋巴细胞、吞噬细胞等功能也逐渐下降，如果不能及时地识别并清除异常增生的细胞，机体内肿瘤细胞就会大量增生，增生到一定的程度，就会产生症状，并危及生命。这个过程，也就是渐渐气化的过程，先产生气病，终而产生形病，致形态结构的变化。因此对此肿瘤疾病的治疗，如果医生明了“气化变形”的理论，一方面培养补充人体的正气，并减少正气之消耗；另一方面，在人体能适应的范围内，攻逐邪气，就会逐渐恢复正常，如果强调手术，破坏形体以剜肉、截骨等方法只能致残人体，病必不康复。

故曰：病极则变，病微则化，病始为化，病终则变，病困则化，病绝则变。

或曰：变化是绝对的，运动是永恒的；而静止则是相对的。

八、疾病的变化阶段论

疾病的大致，应分为三类。第一，形病；第二，气病（气机或功能性的病变）；第三，神病。形气神，亦可称为疾病的三个阶段。

形（精）、气、神这三者之间是相互影响的，笔者在“气和论”有较详细论述，专论述三者之间的辨证关系。此处专讨论疾病的分类与转化。

（一）神病

神病即心病的层次（“明心论”有专论），人类正常的心态，应心胸博大宽广，而圣人之心则以天地万物之心为心，以天下公事为己任，以百姓之心为心，完全从私欲的个人之小我境界中解放出来，已经没有了贪欲、忧虑、愤恨、骄慢等，已经完全从个人的我执中解脱出来，具有此类心态的人，已远离疾病之苦海，直至寿终正寝；此类人物，多为人类文明史上作出了伟硕的成绩，如老子、孔子、释迦牟尼等，医学中如孙思邈等。此类伟人，多早从思想上形成了自己的世界观、宇宙观、人生观等，并具有超出凡人的修身方法，只为伟大的事业而生存奋斗，真正的淡泊名利，不计个人得失。

凡人的心态，即普通人的心态，是善恶兼有的，既具有善的方面，又具有恶的方面。故我们修身养性，就是要抛弃恶的方面，发扬善的一面，如果世人早已形成自私自利的、狭隘的人生观、世界观，则用扭曲的不正心态对待、看待周围的人与事物，则易患精神方面的疾病，或易做一些违背社会公理的事情，易为他人及社会所不容。

或有人只恶不善，纯粹魔心，为了己私，祸国殃民，损害国家及集体的利益，或损及他人的利益等，则更易为社会民众、国家法律所不容。

故心病的表现症状有：自私、狭隘、贪欲、恶意诽谤他人、造谣中伤、杀气极重，或任意屠杀弱小的其他生灵，极强的我执心、自私心，为达到自己的目的，可以置国家、民族众生，环境与万物之利益于不顾。判断事物的标准是以己私为核心，为了一己之私，可以和以往的好友、上司及他人而反目，纯粹论为金钱利益的奴隶。心口不一，语言与内心阳奉阴违，说一套，做一套，诸如此类皆心病之范围。故此类病人心病日久，自己的内部气血、形态，易发生变化，久之则易发生气病及血病，终致形病。如果自己的价值取向与社会所矛盾时，易诱发精神分裂及狂躁等。

此类人，神志偏激，不容易与他人社会和谐相处，以小我为中心，处处考虑的是自己的得失，往往将自己的得失痛苦放大到千百倍，认为他人应该围绕着自己。

（二）气病表现

若心病失衡日久，久之则表现为内部气机紊乱，外界环境稍有改变，稍有事物刺激，则易诱发大怒、大喜、大悲、大忧等影响人体的

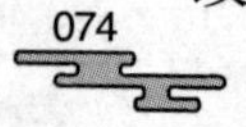

气机升降，并产生下列的变化。

(1)各类内脏的神经官能症：如恶心、呕吐、不思饮食等胃肠神经官能症，如检查亦无大碍，无阳性之病症；或有胁肋胀满不适，消化不良，不思饮食及肝胆神经官能症等。中医将此类病称之为气滞，或肝胃不和、肝气不舒等。

(2)或表现为：全身骨节肌肉麻痹、酸痛不舒、关节肿胀不适，或易得各类过敏性疾病、皮肤风疹及皮炎等。

(3)其他的内脏神经官能症：如心跳、头痛、易疲乏，口苦咽干目眩等症。如中医上的梅核气等就在气病的范畴。

(4)各类精神病：如狂躁性精神病、抑郁性精神病及精神分裂症，更年期综合征等等。此期之疾病的特征是：疾病只是功能性的症状，没有发生物质变化的基础，如果进行检查，物理指标多为"阴性"，但是，病人都有自觉的症状，而客观检查多为"无"，西医对此类的"气态疾病"的认识不足，缺乏必要的治疗手段。

而中医擅长治疗气病，导引、气功等都是治疗气病的主要方法。

(三)形病表现

(1)早期动态形病：如体液的、血分的改变。如此期表现的各类炎症及循环系统、淋巴系、内分泌，及血脂或白血病等血液病变都属于动态的形病。其他如静脉炎，脉管炎等。

(2)固态的病变：此类病变最多，如各类肿瘤、癌症及冠心病，胃溃疡，胆石症等；又如各类中风及截瘫、偏瘫、半瘫等；又如骨科的骨质增生，脊柱炎等。凡占位性的、形态上的病变，大多为固态之病变。

当然疾病的表现形式是多样的，然归结到底就是表现为神态、气态或形态这三大类的方面，目前临床上，现代医学多侧重于形态上的检查(包括液态、固态)：如血象之化验，白细胞总数及分类的计算，微量元素的检查，各类生化功能数据的测定及B型超声、CT

检查、MIR 核磁共振及声像检查等。此类检查，侧重于形态(包括液态)上，而对活动于各脏腑之间气机之升降等气的方面就显得十分欠缺。如心脏病的检查，就侧重于形之方面如冠状动脉的心电图检查及心脏超声检查其形态，却不知：心脏的供血功能等和各个内脏均有关，如与呼吸、肺脏，精神状态，饮食结构，肝肾等代谢均密不可分。

所以中医上除形外，尚强调气机，如梅核气，内脏神经官能症等表现，均归纳为气机的失常；又如更年期综合征等气机失调之症，中医疗效颇佳。

而神态即精神方面之失常导致的这类病变，如癫、狂等症，中、西医都缺乏特效的药品。殊不知：形→气→神，这三者之间是相互转化的；因神明则气和而形安；若神昧则气偏而形病矣。所以，此三者之间的相互转化，我们凡人之间是不易觉察的。

九、变化疾病的方法

古语有："人之患病，病道多；医之患病，病道少。"常人患病，皆愿病之速愈或轻。然而，亦有很多病人，因治不得法，故疾病加重甚被迫手术，重则死亡等。

就从医理而言：生、老、病、死虽为常理，但人亦可无病而终，而尽享天年。早在《内经·素问·九针十二原》载："病不许治者，非不治也，未得其术也。"此句话，深含医理，值得细参。

故改变疾病应遵循以下几个原则：

(一)积真累气，化病易形

青壮之人患病，多由元气耗损，色欲房劳过度间接导致，故近代大德高僧印光法师明言："色欲为害，其祸烈矣。"就强调了色欲致病的原因。而中医名家如孙思邈、葛洪、朱丹溪、张景岳、叶天士等处方治病，都首先要求病人"远房帏，节色欲。"丹溪翁，并专作"色

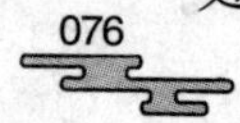

欲箴”一篇，以示明眼之后学者；而叶君天士，尤重调摄以保养。曾在医案中记述“养气以充精，理其无形以固有形”。

故如果肾气（精）不耗散，自然元气充沛，内气旺盛，必邪不易侵；或病后邪气易消散。故积肾气、以壮元气，此为青壮年之病人的治病却病之根本。世间男子若青壮年患各种内发的疑难之病，均和此有关。而现代许多西医之类，或下工多从形体上探病、诊治，岂能治本。若年老肾衰，精血不足之人患病，此时化病易形就要缓慢，故其治疗宜缓图而改善症状，其治疗大法，培补真元之气，以壮五脏之根；或以补肾水，略加温阳之类；或以脾肾双补而扶正固元，唯此方能“盗天地，夺造化”，化腐朽为神奇。

女子之病，与男子理同而法稍异，其治多在经前经后用药（若有内功方法更妙）。

（二）净心和气，易化病形

心净神宁气自和，心平则气自顺；故净心之法，字虽简明，说起甚易，然做来极难。

要将各种错误的致病之思想，受污染的心灵，修正它，达到明性净心之状态，因为心受染不净，则心神易执易偏则气血易失和，气机易阻滞，则形易病也。如心悲则气下而形亦病，若心怒则气血怫逆，而形易病也；心喜气喜，而形亦舒，等等此类……故净心者，言易而行难（详见“明心论”）。

或有人问曰：净心之要，若何？

答曰：净心之法，法门逾千，但其要就在于“弃恶扬善”四字而已！或问：此四字，岂不简单？

答曰：虽然简单，世间众生，大都知晓，但做来极难。

（三）导气化形

如果世人能做到积真存气，明心和气，则病可由危转安；抑或年老气血不足者，辅助以培元补肾之药，则自然可以渐渐向愈。若再能辅以导气化形法，则疾病好转更快。

要求患者进入到无形、无身、无我及与天地共融的状态，再以意导之，调神返照。此时，人犹如小宇宙，而形体之中有形的疾病，犹如乌云冰雪，而心神者，犹如太阳，用真意的阳气照之，则自然乌云冰雪，须臾化之。然此法，须每日坚持，二六时辰，多多益善，再结合观想诸法，功效更宏。

具体而言，将形体置于舒适的状态，此时，放松形体，缓慢呼吸，将有形的躯体及有形的病灶，在进入恍惚的状态中，逐渐节节放松，用真意导气(在似有似无之间)。

如果疾病，断为实症，即中医辨证为实症，则导气宜：百会穴(头顶)→躯体→涌泉穴(脚心处)，将气从涌泉穴导出，并观想此气体为无色透明的、微暖的气流。

如果疾病表现为炎症、发烧等疾病即高热性疾病，则观想时宜为透明、白色的清凉之气从百会穴→躯体→涌泉穴导出。如果配合呼吸，宜结合在吸气时意守百会，感觉百会穴进气，而呼气时放松，气从涌泉穴微意导出。

如辨证为虚症，气血不足，此时宜意守丹田，积真累气，待到真气积累到一定的层次，自然可以用无形的真气，消散有形之病形。

用无形的精神，来调动人体之真气(即经络之气)，就可以改变有形的躯体及疾病。即：无形之神→变化之气(真气)→形体。

(四)微刺调气，易化病形

人体四肢百骸、五脏六腑、五官九窍之间，有经络中运行的气血，将其联系成动态的有机之整体，人体中的气血不断地进行着升降出入，用现代医学的话来说：人体的肺不断进行着气体的交换，消化系统不断进行着新陈代谢，等等诸如此类的变化基础就是人体中运行着的经络之气。

而通过针刺经络上的腧穴，就可以调整相关的经络，再通过经

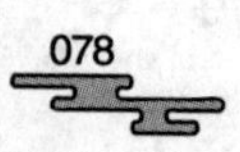

络而影响到相关的脏腑，继而调整到全身的脏腑，从而使机体保持一种动态的健康平衡状态。当然，用普通的毫针刺法，必须每日进行针刺，而且对病人来讲，也是稍嫌麻烦的，因为每日都必须消耗一定的时间和精力，对于现代快节奏的社会，未必都能坚持。笔者在临床见过大量的病人，感觉以皮内针进行浅表埋置多日，进行微弱刺激，临床疗效颇佳。应用时，选择常用的腧穴，在皮内埋置1～2枚皮内针，就可以进行自我的微弱刺激而调整经络之气，从而改变机体的病形、病灶。如果再较细的分析其机制，中医上认为是疏通经脉、调整阴阳、扶正祛邪之作用。若从现代来分析，有改善微循环、调整免疫功能、镇痛及增强脏腑功能之作用。

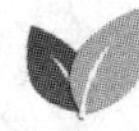

举例而言，如胃脘疼痛，就可以在足三里、中脘等穴位埋置。月经不调及痛经，可以选择在关元或中极穴及三阴交等穴。痛经病人在经前5～7日就可以进行，埋置一个星期，然后将针去掉，几次后就可将痛经病症根治。当然这种方法，是一种微弱的信息刺激，反馈于经络，从而调整于相关的脏腑及病灶，是一种较缓慢的治疗方法，适合于各种慢性疾病，慢性疼痛性疾病等，笔者好用此种方法。

（五）化形美容

从变化论的思想来看，任何事物都在不断地变化之中，人体的形是可以缓慢改变的，即便是人的外貌，也可以通过导气化形法而缓慢地改变。不过现代医学及传统上都认为：每个人的容颜外貌是先天遗传而来的，后天不易发生变化。但实质上，每个人先天遗传仅仅是一部分，而后天的变化也是非常大的。所以，美国科学家雷伯德·惠斯泰尔提出："人之相貌主要是文化造成的。"[①]笔者以为，相由心生，貌由心造。即言，相貌是由人的精神状态来决定，精

① 《中国气功·精华本》（纪念创刊10年）第231页：张惠民，"气是中国传统文化的灵魂"。

神状态好，经常处于精神放松，心平气和，喜笑颜开，神清气爽的状态，所以人的肌肉、面部的表情，经常位于放松的状态，终而，就位于一种定势，所以从面部的表情上，就可以看出一个人的性格，甚至是其文化的底蕴如何。此言的确不虚。

凡是读及此书者，皆吾同道之友，笔者不敢藏美，愿将此法公之于众。

后天之外貌是完全可以改善的，父母亲的遗传虽然是主要因素；但不是唯一的因素，即便是遗传基因亦可发生化变。或有人问：此理怎讲？

举例而言：人们常说，家庭感情和谐融洽的夫妻，其外貌都会比较接近；因为感情精神沟通后，外形容颜也会向中间靠拢。其原理，就是由于互相的思念模仿，精神上（大脑）产生一种刺激因素，从而不断地调整双方的遗传因子，最终使肌肉、骨骼、面相等内在信息日趋接近，终而使俩人的外貌特征接近。又如：以前的"中国青年报"曾报道，美国的一小女孩，从小就崇拜明星玛丽莲·梦露，家中的墙壁上，挂满了该演员的多种姿势的照片，就在模仿中渐长大成人，后来形成的长相外貌犹如活着的梦露，就这一点说明了人之外貌是可以发生改变的。

2000 年的南方某家庭娱乐类的杂志，曾经举办面目最相像的夫妻之大赛，从照片上，可以看到有许多极为相似的夫妻，就说明了这个问题。

我曾经和省中医院骨科的某主任讨论医学问题，该主任讲："薛老师，现代医学认识疾病，已经到了认识该疾病的构成基因片断，如果基因异常，到了某一个年龄阶段，该异常基因就会产生疾病，所以，基因是主要的因素。"

我回答说："基因异常，导致疾病是因素之一。但是基因也会逐渐地改变及发生变化，比如人类的基因若永远不变化，那我们现

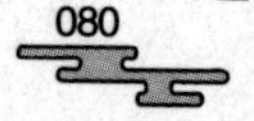

在就不会进化为人类，人只会是猴子或猩猩。又如，我们人类使用杀虫剂来杀苍蝇类，结果发现 1～2 代后苍蝇的基因也会发生变化，以适应环境。而后代的苍蝇会对老的杀虫剂，产生耐药性。

所以您说的基因致病，也是一种机械的、片面的、静止的、死的、固定的、非辩证的认识……"

所以，要改变一个人的外貌，需注意以下几点：

首先，要有平和的心态，并积累真元之气，如果在年轻的时候，就开始练此"化形易容功法"，就可以逐渐地改变自己的外貌。

具体练习方法如下：

(1)每日定时或一日 2～3 次，或每日定时定量即可。

(2)化形易容功法时，需空腹，即指饭后 1 小时就可以，环境舒适安静，形体放松。

(3)放松形体时，可采取坐式、站式，抑或卧式。总之，以舒适为主。以环境安静为要。

(4)作观想训练。一是或想象自己年轻时，最英俊、漂亮时的面容，如先仔细地观察照片，尽可能地观想出五官的细节，眼睛的形状，面部的轮廓，鼻子的线条，下巴的形状等等。观想时务必精神集中，不要分散。二是或观想自己崇拜、欣赏的明星(或瞑想模特儿的形象)，为了牢记其长相，可以在自己的房间里，张贴明星的大幅图片类等，若能做到闭眼时，能将其面相一丝不差的心中绘出即可。仔细而细微的观想，甚至可以将局部作几十倍的放大，或专注于眼或面相，等等。三是若要想取得良好的效果，必须专注观想一人即可，而不可朝三暮四，最好从少年、青年时期做最好，否则，效果就要差一些。四是若要取得最好的效果，还必须从调神明心，调息调气，积精气等入手(参见"明心论"，"气和论"，"精宝论")。如果自己火旺，宜配合导气下行，清热泻火。

观想的机制，实质的科学内涵是：你的遗传因子根据选择的模特儿的特征在不断地调整,改变的过程。同时是一个内功修炼的过程。

观想可以分为四个步骤。第一阶段要集中观想,精神不要分散要专注,观想从头面、五官,眼鼻等部位进行细致地观想。第二阶段:是观空训练,即形象出现后再逐渐地空无所有,最后身体化为虚无,化为虚空。第三阶段:融入阶段,即所观形象空无后,用意念化为一道白光,从头顶的百会穴进入身体,而融入自身。第四阶段:变身阶段,融入后即为变身阶段,想象人我合一,我即是彼,彼即是我。

其实此种方法,西藏的藏密方法习练中常用。这实际为训练"念力"的一种方法。

(六)冷灸壮元

人体的元气,用现代术语就是人体的综合免疫功能,包括淋巴细胞、白细胞等多种因素,有细胞免疫、体液免疫等多种因素。如何增强人体的免疫功能,使防患于未然,笔者以为最好的方法就是做冷灸等。比如武当山神农架林区,有个养蛇的人,其小女从小就吃蛇,甚至被各种毒蛇咬伤,最后产生了多种抗体,能够抗多种蛇毒使其不能被伤害,有次,一条毒蛇咬了她,她没有事,而蛇被毒死了!根本的原因就是人体逐渐产生了抗体。当然用蛇毒(或者蜂毒)来锻炼机体这种方法,不现实,也不容易操作!

科学的方法是冷灸,可以用白芥子粉碎,加入麻黄、甘遂、细辛等,用适量的姜汁,加入一定的蜂蜜,调匀,在皮肤经络的穴位上,贴敷4~6个穴位,每10天左右重复一次,连续3次,可以一年做1~2次。如此可以改善机体的免疫功能,详细的内容可以参照具体的篇章,有更多的内容。不同的体质,不同的病症,可以选择不同的穴位。亦可单用生的白芥子研粉,用鲜姜汁加适量的蜂蜜调匀,贴敷一定的穴位,此种方法,更为简单。根据不同的病症,选择不同的穴位,从保健的角度,每次可以在四肢部位选择1~3个穴位就可以了！

笔者还有一种方法，更为简便，用蒜泥灸法。将蒜泥捣细，找一个类似青霉素的或者血塞通粉针剂的塑料瓶盖，要小一些，将蒜泥置入瓶盖中，用胶布或者创可贴类的，固定贴敷到穴位上，根据不同的病症选择穴位，贴敷 1～4 小时不等。让皮肤刺激后，微微起小水泡，就可以了，水泡可以用消毒针刺破，等皮肤复原后，再进行 2 次治疗，也是每年做 1～2 次，就可以了。此种方法优点是容易操作，简便，可以随时做，缺点是皮肤上可能要留有色素沉着，要一段时间才能消除，但是没有瘢痕。如果脾胃不好，可以自己冷灸足三里，妇科病症可以选择在三阴交或者加关元等。心脏病可以灸膻中、加内关，失眠单用内关。

诗赞曰：

积真固元化病根，
无声无息听惊雷；
渐化顿变悟疾病，
天癸若竭将成空！

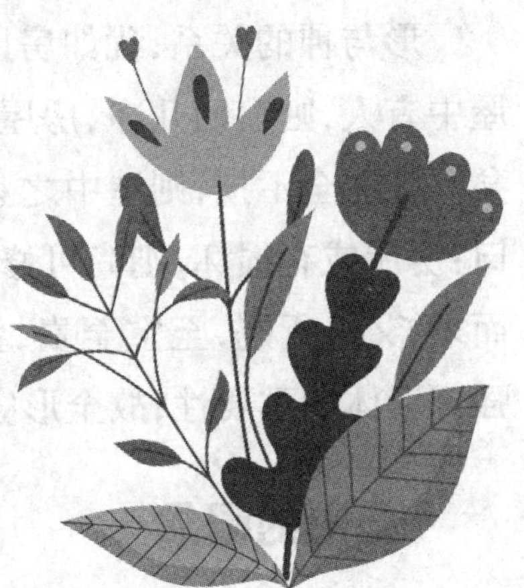

全形修身论

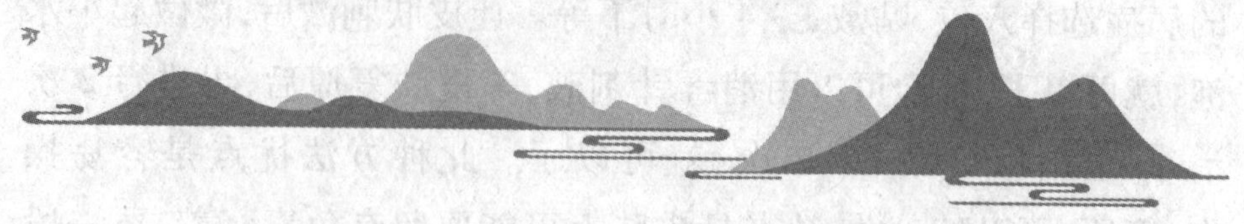

“天地万物，莫贵于人”，万物皆因形而立，其后神渐成熟。人类亦然，人的构成，有形体和精神，即肉体和灵魂。二者缺一不可，如果人只有形体，没有精神、思维，人无异于动物或者“活尸”；但是如果只有精神，而没有形体，那也不会体验到人的乐趣，观察不到自然界万千气象的变化，亦不能成为全人。如果形体不全，也将影响人体精神的健康发展。

故曰：形者，修身立命之根，精神所居之宅。

形与神的关系，犹如房屋与人，以房屋喻人之形体，神之喻人；屋中有人，则窗明几净，房屋生辉；如屋之无人，则窗败门朽，屋将坏矣。故屋全不损，则屋中之人可以避风遮雨，夜晚高枕无忧矣。故曰：房屋或有损坏，则尚可修复而用，而人之形体，乃天地万年进化而来，父母所赐，至宝至贵，孟子曾云：“守何为大，守身为大”。即强调形体的重要性；故全形守身，是立命修养之先。

一、形的概念

形者，内而五脏六腑，外而四肢百骸，表而皮肉筋脉骨，上而五官九窍，下而二阴浊窍，微则（毛细）血络等等，构成了形体。形体依靠运动的气血沟通(即经络),由人体的心神统一联系成有机的整体。而现代医学认为依靠人体的大脑中枢神经系统,将人体联系成有机的整体。人体脏腑之中,脏者,藏也;脏有藏的内涵。五脏是藏精气,生气血,以供人体之需;而腑者,是传化物而不藏以排浊气。五脏的功能是以藏而不泻为功,六腑的功能是以降化不停为顺。如此脏藏而腑泻,一升一降,一阴一阳,不断地生成气血,以供给形体之需,而排出形体之浊气于体外,方保人体平衡无病。

五官之形,即眼、耳、鼻、舌、口等,传统认为,脏腑之精气,上注于目,则目得精气而能视,耳得精气上注而能听,鼻得精气养而能嗅,舌得精气而能尝,口得精气而能言等。

四肢者,有皮、肉、筋、脉、骨之分,故四肢形全,得精血滋养则有行、走、跳、跃及摄拿握持等功,佛家曾言:“人身难得”,“六根难得”即人体要保持其完整性,才能发挥其功能。

二、形与精的关系

精者,形之微也;形者,精之熟也。形即是精,精即是形;形不异精,精不异形;精熟成形,形中藏精;形由精化,精为形生,故精旺则形壮,精衰则形衰;精竭则形败。反之则形旺精易生;形虚则精少,形败而精无生。万种生物,亦同此理。故全形之要,首在全精,昔龙门派祖师重阳真人,创全真教,就是强调全精、全气、全神,方能保命全形。

精者,形之微也。即言精是形的微缩,或形是精的成熟与发展。从现代来看,精即是人体成熟的细胞,不单纯是指精细胞或卵细胞;其他的细胞如骨细胞、血细胞、构成内脏的如心肌细胞、肝细胞等、又如上皮细胞、乳腺细胞等都属于精的范畴。如现代科学技术已经可以做到从一个母体的细胞上,提取出细胞核,而后克隆出与母体完全一样的个体来。以前,每读到《西游记》时,孙悟空从后脑勺拔出毫毛,吹口气,就变出无数个孙悟空,总感觉非常奇异,现在来看,其实一点也不奇怪。现代一个细胞就可以复制一个个体。细胞中蕴含人体中的各种基因,即“细胞虽小,五脏俱全”。

形者,精之熟也。即精壮则化为形,就是说构成人体的最小的细胞,经过一定的时空转化就可以发育成完整的形体,如人体的胚胎经过 10 个月胚胎期就具有了完全的形态。婴儿呱呱坠地,此时内而五脏六腑,外而五官九窍、四肢百骸,动而津液气血,皆由精之所化,故曰:形者,精之熟也,精之壮也。

形即是精:此义即言构成形的基本物质就是精;形就是由无数个精微物质构筑而成,统而言之,人体之五脏之心、肝、脾、肺、肾皆是精的一部分。如见到皮毛枯萎与憔悴,则可以认为是肺之阴精亏虚所致;又如见到视物不清,眼睛干涩,则认为是肝之阴精亏少;如见人体皮肉消瘦,则脾胃之阴精亏少。然临床中其他精亏阴少,一般论及精亏,多是指肾中精气亏少。

精即是形:即曰形体须得精气之滋养方能成熟,若无先天之精的动力和后天精气的滋养,形何以由生而成、由成而壮。五脏之所藏精气,余者则化为肾中之精气,肾中之精气旺盛,又反过来滋养五脏。若肾气不敛,如手淫非法出精、纵欲过度等,表面看起来,仅仅是损失了一点点的物质,无外乎是由蛋白质及脂肪类等构成,但是精子等物质的产生,必须经过三个月的周期方能成熟。

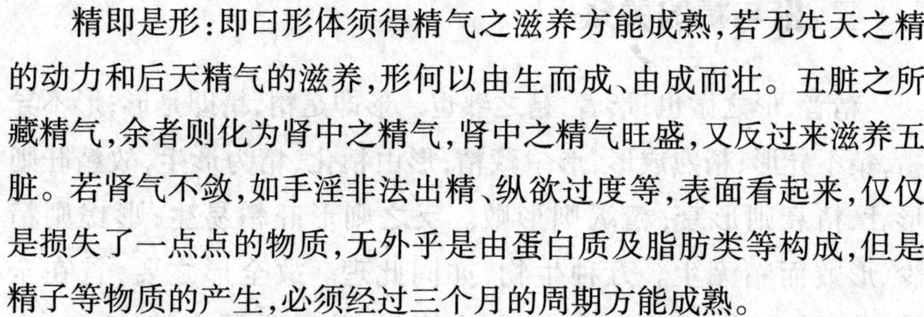

精不异形,形不异精:精之与形乃表现的两种外在之形式,精无异是形的微缩、精微表现;而形就是精的成熟与扩大后的形式。犹如蝌蚪与青蛙的表现形式,两者都是一种动物,蝌蚪只不过是青蛙的幼年阶段,两者表现的都是“一”而“非二”的本质;人体的“精与形”的形式,表现虽然不同,但本质乃“非二”;所以说精不异形,形不异精。

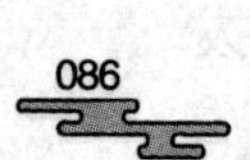

三、五脏六腑之功

脏者，原字为“藏”，有藏的含义；藏精气而不泄，是为脏的总体功能，即藏之于内而功显于外。

五脏指心（包含脑及心）肺、肝、脾、肾，其中脑为五脏六腑之大主，传统上认为是心，内藏神志，为精神之所系，五志七情皆由此而发，为人体四肢、五官九窍之元帅（详见明心论）。

而心之功，除藏神外，尚主血脉，指心具有推动及主持血液在脉管中运行的作用。

肺之功能：主气，司呼吸，主宣发，外合皮毛，其气以降为顺，通调水道，开窍于鼻。肺主气，司呼吸，是指人体内外气体之交换，由肺部进行。通过肺的功能，即吸入清气，现谓之氧气，而吐故纳新。肺吸入的清气，即上焦之气，和中焦脾胃之气及下焦的肾气共同构成了“元气”或称“原气”。再通过经脉的输布，到达全身，营养各处。

脾之功能：传统认为的“脾”，包括了现代的脾、胰腺及部分肠的功能。主要功能是运化升清及主四肢、统血，主肉，开窍于口，其华在唇。脾主运化，就指脾有消化饮食，和运化水谷精微物质的作用；饮食经过胃的消化等再由脾运化到全身，以营养五脏六腑和四肢百骸。如三消症就是脾不能运化津液而产生口渴、尿多等，现代的糖尿病就是脾的病变。

肝的功能：肝脏的主要功能是藏血、主疏泄及主四肢肌肉（即主筋），其华在爪，开窍于目。肝主疏泄是指，肝脏具有疏散宣泄之功，即调整人体气机之升降而促进脾胃之气机升降，从现代来看是指分泌胆汁促进消化吸收，而达到食物之吸收等。第二含有调整精神，使精神不抑郁，肝木之气舒畅；第三、还可以促进气血之调畅，使气血不滞郁等功能。肝尚有藏血之功能，肝主疏泄和藏血，甚至还能间接影响到妇女的经血。

肾的功能：主要有藏精，主水、主纳气、主骨生髓等。肾主藏精，藏有先天之精和后天之精（详见“精宝论”），此精可以化为肾气，而肾气的旺盛则直接与人的寿命长短和健康及生长发育生殖相关，故人的精气宜敛宜藏而不宜泄。主水：指肾在人体的水液代谢中起极重要的作用，肾功能正常，则水液代谢中的开阖，就可以发挥正常的作用；如小儿肾气不足，常发生遗尿，尿频等症。肾犹如水库中调节进出水的阀门或者水闸，而膀胱犹如水库，当然肾的功能要比水阀高明及复杂多了，而且是全自动的。肾主纳气及主火：主纳气是指呼吸之气其标为肺所主，而其根由肾来统摄，只有肾气充沛，才能息息归根，而不会发生哮喘、气管炎之类的虚气上浮的病症。肾尚主火，是指肾精气化后而形成的功能及作用，称之为“火”。此火对人体尤为重要，有些医家称此为“相火”或者为“龙雷之火”等，故肾阴一亏，此火即亏，所以肾阴与肾阳是互根的。肾主骨生髓是指，肾之精气作用可以通于骨髓，肾气旺盛后则自然骨健髓强，而形体亦壮矣，故民间的武术家及少林武功、武当功夫等在强调入门功夫时，都强调须练“童子功”，就是指要肾气旺盛。而肾的精气“其华在发”，即精气的旺盛与否，可以从头发的荣枯色泽上反映出来。

所以若五脏须发挥正常的功能，须外闭其窍，即宜闭其清窍，如此才能发挥：“藏精气而不泻”的脏的功能。关闭清窍的方法，佛家经典《金刚经》记载：“无眼、耳、鼻、身、口、意”等及道家经典《道德经》认为须“目不视五色，耳不听五音”等，而孔子认为是“非礼勿言、非礼勿视”等，即有“克己”的含义，即克制自己的欲望等含义，如此方能使精气内敛，气不外泻，从而五脏安和，故中医上认为“气和形安”。

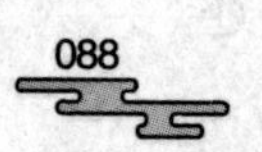

四、形全体安

故人体之形，形无常强，亦无常弱。如能敛精、顺气、明神，自然形可常强。如精泄、气逆或气陷等，心神失明等，自然形易速衰，体弱多病等、百病缠身。何以年度百岁乎？

国全则民安居乐业，唐代边塞诗人王昌龄曾有名句："但使龙城飞将在，不教胡马度阴山"，这样气壮山河的豪迈诗句，就是强调了国家完整，民众方能生活安定。此理亦同，即国全民安，屋全人安，形全体安。

如果形全，则身体中的各部分方能发挥各自的正常功能，各个系统、各个脏腑各司其职，而发挥其正常的功能。

人体的各个系统、各个脏腑，外而皮、肉、筋、脉、骨，内而五脏六腑，上而五官，下而浊窍及精窍等，乃天地造化，历经百万年而形成，犹如宇宙天体，太阳系的各个星座，各有其运行的轨道和位置，不是随意而成的，说轻易变就能变的。

故现代医学多从局部的观点看待：认为疾病是局部器官、组织、细胞的变性，再小就是基因片段等发生变异、变性及坏死或增生之结果。如认为胃溃疡较重时，就要将胃大部切除，直肠肿瘤时，西医学认为就要直肠切掉，并制造一个人工肛门等，膀胱癌时要将膀胱切掉，安置一个人工尿袋等，诸如此类，不胜枚举。甚至有个小品：讲某个大医院的大夫诊某病人患了脑瘤，他给病人的建议是将脑子锯掉。这个笑话，虽然有些夸张，但确是讲西医的某些方法，在治病的同时，也在毁形害人。

殊不知：人之形体，是历经百万年以来进化而成的一种自然生成的全自动的高精度的，可自我调控的高级生物，非区区人工或者一些局部的小手术，就可以巧夺天工，使人体完全复原。人体若因某些急症，实不得已如车祸、骨折等，可以行施手术。而慢性疾病、实无手术之要。西医认为:人体的心脏犹如泵,是推动血液运行的一个泵,眼睛犹如一架高级照相机,而耳朵犹如声音感受器,大脑犹如一台电脑等等诸如此类,将人体认为是由许多零部件组装而成的一台高级仪器。这种观点,是在机械唯物论的基础上产生的。所以现代医学造就的许多医生认为:人何处有病,就可以在局部进行手术,或者更换零部件。笔者年轻时,曾少不明理,不顾父母及他人的反对,自作主张,不听劝阻,曾做过扁桃体的摘除术,但是不曾想,以后导致了如慢性咽炎,甚至经常口干、口臭等症,因为咽喉部少了屏障,此类病变,自然不易消失。

所以,人体的五脏六腑、四肢,五官九窍等等,是一个有机的整体;如果形体完整,方能保证脏腑协调安居,而四体安康无病。故此五脏气和则形不衰而无病;如形全则又能保五脏之功能充分发挥,而机体元气充沛防病于未然。故此两者是相得益彰,一荣俱荣,一损俱损。

中国文化及中医学,在治病方面都强调从心、从气调治。然现代医学从手术发明后,手术治疗方法,虽然挽救了部分病人的生命,但亦有相当的一部分手术,并不是非实行手术不可者。笔者曾和省中医院的外科协作,进行:"胰腺穴"对急性胰腺炎的诊断与治疗的临床研究——课题中,就发现水肿型的胰腺炎早期,完全可以用保守的传统方法,如针刺和中药,并不一定非要手术治疗,一天留针2~3次,每次治疗1~2个小时,完全可以治疗各类的急重症胰腺炎。又如急性的阑尾炎,按现代之理解,凡此类急症,宜手术急速治疗,但我在临床中发现,只要病人尚未形成板状腹,腹部柔软,就可以用保守的方法治疗,根本不用剖腹伤形。故曰:形全体易安,形残体易衰。

五、手术伤形

手术对一些病症起到了治病救命的目的,但是也有部分手术并

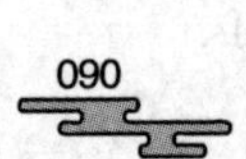

非一定要做，完全可以通过保守的方法，达到治疗的目的。手术失败后，对病人的影响将是终身的，有的会导致丧失部分功能，有的会夭折，有的会瘫痪，等等。

六、药毒伤形

药以毒为能，以其毒攻邪祛病。古人曰：凡药三分毒；而吾以为“西药七分毒”。凡是任何药物，都有一定的毒性。而西药的毒性则更强。故人欲保全形体，除要避免伤形的直接因素外及手术方法外，尚须避免滥服药物及过期长期服用及接触化学制剂。

早在《黄帝·内经·九针十二原》时期，就明确地记载：“余欲勿使被毒药，无用砭石，欲以微针通其经脉，调其血气……”当时，就将药物统称为毒药；而《周礼·郑玄》“药之物多恒毒。”明代的张景岳认为：“药以治病，因毒为能。”

药物的毒副作用，历来就有许多记载，然而现代人们则更是忽略了其毒性。笔者曾经在临床上遇到一位病人，他从某些渠道获知：阿司匹林可以降低血液的黏稠度，预防脑血栓等病变的产生，就每日口服 1 ~ 2 片的阿司匹林，但是阿司匹林还是有一定的副作用，今稍作说明如下：一是对凝血系统机制的影响，应用一般剂量的阿司匹林就可以抑制血小板的凝血功能，而延长出血时间。二是引起胃肠黏膜细胞的损害，并引起胃溃疡，或者加重之。三是部分病人出现过敏性休克及出现荨麻疹等。

其他的解热镇痛药，都有一定的副作用，曾有报道，消炎痛口服一次后就导致了白血病的产生；而消炎痛尚有胃肠道反应，包括如恶心、腹痛、食欲缺乏，甚至有胃溃疡（并伴有出血、穿孔等），总之从临床上来看：该药禁用于孕妇、儿童、精神失常者及帕金森综合征等病。

如有的人长期服用“去痛片”，10 年后导致白血病，而丧命。

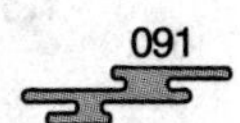

当然，这是目前发现已有的药品已知的毒副性反应。除此尚有源源不断的新药在进入市场与家庭，尚未发现其毒性；但是未发现，并非没有毒副作用。举例而言：1960 年代西欧等国家研制发明了一种新药，用于专门治疗妊娠期反应的药品“反应停”，根据动物实验，没有发现有毒副作用，就推向了市场，该药的确对孕妇无任何毒害性，能很快有效地抑制治疗妊娠期的反应，如恶心、呕吐，不欲饮食等，但是婴儿分娩后，却发现出生的新生儿上肢短残，五指粘连，犹如海豹的肢体，当时就称之为“海豹残肢综合症”。这种药品的危害，祸及西方的十余个国家，危害了万余名以上的新生儿，于是在问世的第三年，就停止了该药品的生产。诸如此类的药品，每年都要产生很多，不久，就因为毒副作用的发现，就退出了药品舞台。再举例而言：美国曾生产了一种治疗子宫肌瘤的药品，临床验证，疗效确定，效果明确，但是不久发现：有不少患者诱发了乳腺癌。所以一种药品的好坏，只有经历了时空的考验后，方能流传下去（时：即指时间，如青霉素，经过了近百年的应用与考验，是目前公认的最好的抗生素，几乎无毒副作用，偶有过敏；空：指空间，即许多国家都在应用）。

笔者从 1990 年后，教学之余，就从事中风偏瘫康复的临床研究工作，接触了不少的病人。如病人因被滥用药物而导致中风的亦为数不少。下举例说明：某女性病人，60 岁左右，因为老年性耳聋渐加重，后求治于某“专科”的江湖医生，医生给予长效的一种针剂，一星期一次，并口服自制药品，后病人的症状耳聋，渐渐好转，然病人原来患有的“原发性高血压”，因药品而诱发了重度的“脑溢血”；仔细地询问病人的病史，一看病人的药品，原来使用的针剂是“激素类药品”。肾上腺激素类药物，在应用的注意事项中，就强调了高血压病人要慎用，易加重高血压而诱发“脑出血”；用药不慎，就会导致药源性疾病，或医源性疾病。所以，在药物的应用中，每个药物都有许多的副作用，防不胜防，唯有慎用，才能避免其害。

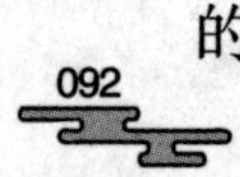

笔者1999年度曾在教课之中，遇见一位自考中医的学生，双耳失聪，后来其父母来告诉我：由于幼时，曾患上感冒发烧，遂应用了耳毒性的抗生素，“庆大霉素”三日，虽然炎症治愈了，但病人导致了听神经的功能障碍，后其父母携子，到上海、合肥、西安、沈阳、北京等地进行各种治疗，也注射过“脑活素”等，可以说，家中的储蓄几乎全部用于其子的身上，随着年龄的增加，症状并未缓解。谁能知晓，三日之药，会贻害终身。所以其家长又亲自来访，询问我有无治疗该病的方法，我夜半思之，耳毒导致的听神经麻痹耳聋等，目前虽无好的治疗大法，或许治疗面神经麻痹及脑瘫的药物，如牵正散类，或许可以治疗“药毒性耳聋”，所以给病人服用了牵正散加味，服用后，虽稍有好转，但是，效果并不十分理想。

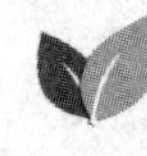

伤形的原因，虽有多种，或外因伤形，诸如水火烧烫伤、车祸骨折、金刃所伤及跌打等伤，此类原因最为明了。然药毒伤形，世人不甚清楚。故以下再举例说明：

某病人，因发热及败血症，经治疗效果不明显，后经血培养为“副大肠杆菌”感染，经药敏试验对氯霉素敏感，故采取每日静脉滴注氯霉素，五六天后，体温恢复正常，但是导致了白细胞明显下降，终因“再生障碍性贫血”而丧失贵重的生命。

又某老年病人，因上感而诱发支气管炎，由于青霉素过敏，故而用卡那霉素、庆大霉素联用来治疗上感，结果诱发了肾衰而丧命。

以上种种，皆是药毒伤形的病例，药物伤形，伤害的人体某类的功能，如神经系统，或骨髓的功能或肝脏的功能等等。以笔者之见，西药万不得已，偶用之即可，病缓即改用中药及理疗或针灸，以从本治疗。

试问读者诸君，当今西药，哪一种药品没有毒副作用？

或有人说，西药有毒，可以多用点中药如何？中药之应用，亦以中病即可，不宜过多。

七、饮食伤形

饮食对形体的改变，是逐渐的过程，不是一天一月就能导致人体的形体发生病变的。

长期过多的摄入某类食物，会导致人体的阴阳失衡，如过多的摄入海鲜等，会导致嘌呤类物质过度，人体会诱发痛风等。

摄入脂肪类物质过多，人体会血液中的胆固醇等过高，会诱发脑血管疾病及心脏病等，详细参见(饮食养身论等)。

八、耗精伤形

精为人体至贵至重之物，宜宝而藏之，勿轻施滥用，唐代孙思邈孙真人将人之形体称为“千金”，而道家等更看重精的无形之功能，甚至认为如掌握了精气神的修炼方法此价值有“万金”之值，昔有诀曰：“丹田育成无价宝，万两黄金不与人”就是此义。在“精宝论”中，笔者已有明确的论述，此处仅举例说明耗精对形的危害。

《史记·仓公传》记载：仓公即淳于意给齐国侍御史成看病，史成自言头痛异常，淳于意诊其脉后曰：“此病疽也，内发于肠胃之间，后五日当痈肿，后八日呕脓死，成之病得之饮酒且内。成即如期死。”此处：“内”，就是指“接内”，即过性生活，由于经常酒后纵欲，而导致患痈疽而死。在淳于意记载的共25个医案中，因纵欲类的就记载有八例。

明代医家薛已《内科摘要》中，记载了多例因色欲伤形的病案，现特录如下：“下堡顾仁成年六十有一，痢后入房，精滑自溢。二日方止。又房劳感寒怒气，遂发寒热，右胁连心胸腹痞，自汗盗汗如雨，四肢厥冷，睡中惊悸，或觉上升如浮，或觉下陷如堕，遂致废寝。或用补药二剂益甚，脉浮大洪数，按之微细，此属无火虚热，急与十全大补加山药，山茱萸，丹皮，附子以及一剂，诸症顿愈而痊。”

“又举人陈履贤色欲过度，丁酉孟冬发热无时，饮水不绝。遗精不止，小便淋漓。或用四物、芩、连之类，前症益甚，更加痰涎上涌，口舌生疮。服二陈、黄柏、知母之类，胸膈不利，饮食少思。更加枳壳、香附，肚腹作胀，大便不实，脉浮大按之微细。余朝用四君为主，佐以熟地、当归，夕用加减八味丸，更以附子唾津调擦涌泉穴，渐愈。后用十全大补汤，其大便不通，小腹作胀，此直肠干涩，令猪胆通之，形体殊倦，痰热吨增，急用独参汤而安，再用前药而愈。但劳发热无时，其脉浮洪，余谓其当慎起居，否则难治。彼以余言为迂，至乙巳夏复作，乃服四物、黄柏、知母而殁。”

以上二例，均说明房欲伤形，一例因及时救治而愈；一例陈举人，因对房事无节制，终而亡命。

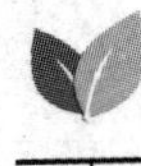

九、保命全形之要点

故修真养性之道有以下之要，世人不可不知：一者，调心明性以全形；二者，知药物之毒副作用以避药祸；三者，节欲宝精以全形；四者，清淡饮食，避免食毒伤人。

今世之人，从不知宝命之要，唯知病患之时，将至贵至重之无价之躯，委付于医者；然医家之流，良医者鲜，下工者众。故临床之中，多见一病方缓，医源性疾病又至，医者不知所措，终或手术，或极端之物理疗法，以致病人形气大衰，而至命亡。

第一，全形之要，首在调心明性，即调神安形。形神之间，神为主人，形为奴隶；或神为主帅，形为士兵；或形为傀儡，神为牵线人。故神动则形动，神静则形静，神和则形气亦和，神怒则形中之气亦怒。若心神恬淡，淡泊名利，不为物欲所累，自然心平气和，形体安康。

第二，节欲宝精，以养形体。精形实为一体（笔者前边已有论述），色欲虽为天然而成，然正因为有色欲一事，故才有自然的生长壮老已，若能节欲、戒欲亦能全形延命，臻寿考之境。

第三，避药害形。通常药物治病，中病即止，勿长期过服西药及其他类药物。

十、其他伤形之因素

伤形的原因，上边论述了几种常见的因素，如手术伤形、药物伤形、纵欲伤形等。如果能修身养性，疾病都无，何用手术？而药物、纵欲对人体的危害，完全可以避免！现代发现，尚有几种原因，世人容易疏忽。一是微量辐射伤形：如家庭房屋刚进行过装修，地面是大理石、花岗岩类等，此类家庭的小孩，易患白血病。因为在白血病的青少年中，发现其家庭85%左右，在1～2年刚进行过装修。现已发现，在大理石类中，已发现超出正常10倍以上的放射线，其放射性元素已经超标。所以，有小孩的家庭不宜装修。

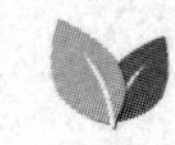

又如，电脑的显示器中，也发射出过量的物理电磁场等，对人体有一定的损害，有报道说，某孕妇妊娠期间，用电脑工作，结果生下的小孩，是先天性心脏病。二是外治伤形，如有些地区及农村，小孩有病后，就在臀部连续地注射，或加上臀部严重的外伤，导致“臀肌挛缩症”，有的农村小孩，一天要打3～4次针，最多的一天打9次针，最后诱发本病，症状是：有的走起路来摇摇晃晃；有的蹲下时双膝无法合拢，如青蛙状；或有的要在亲人的搀扶下，才能走路。

诗赞：

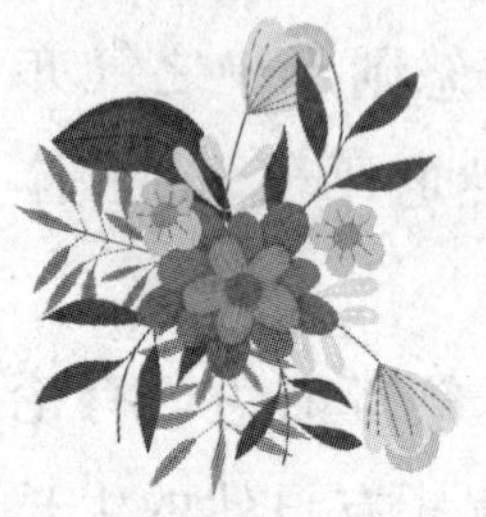

防患治病先全形，
辟毒辟术宝根基；
体内自有长生药；
后天凡医岂识真！

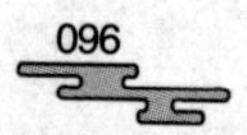

少林易筋经外壮功法

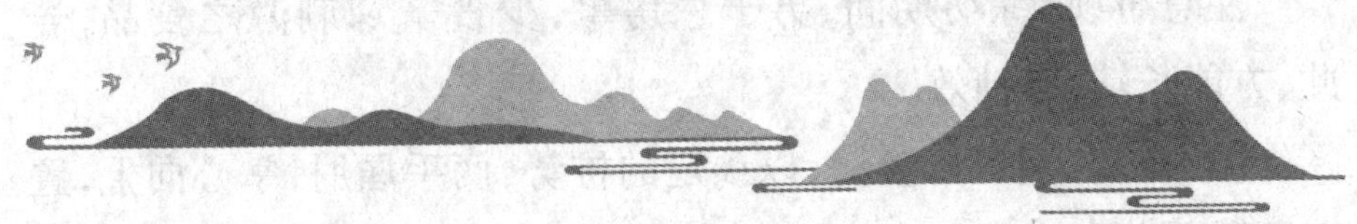

外壮功法，种类繁多，各家流派有不同的练习方法。然方法虽多，但是只要掌握其要点，就可以达到迅速强壮形体的目的；论其要点，无非是从精气神三宝入手，故古代就有，“内练一口气，外练筋骨皮”，此气就是指，如何保养人体的三宝，笔者在前边已有详细地论述，本节专论形体的外练方法。

最基本的功法、方法莫过于少林内功与易筋经法，其他方法，亦可以采练。

一、少林内功法

少林内功法是一种运动量较大的功法。强调从腰腿及上肢方面进行训练。本功法的要求是：要求心静，心不静则气不清，神不定；前胸微挺，后背要拔，腹要蓄，腰要塔；后臀要敛。通过有意识的动作配合呼吸“蓄力养气”，徐徐运力，以“内练精气神，外练筋骨皮”，通经络，调气血，和脏腑，活四肢，达到气与力同练，内与外俱壮。

初练时，可以将每势练 3 ~ 5 次，练纯熟后，再逐渐增加。每势宜接着练一定的桩功。以达到动静结合的要求。

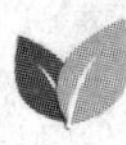

少林内功的功法繁多，此处仅选最常用的四种功势，加以介绍。

原功法书中曾载，习此功法，练习 3 ~ 5 月后，少年之人可以增加甚有千斤之力，若中老年之人，习之后亦可增加至三、五百斤之力。

注意事项，练功期间，男子忌房事，少食辛辣刺激之食品，若此，方能长功，有神效。

【预备姿势】站好姿势，以预定的桩势，两手屈肘，掌心向上，置于两胁部（图 1）。

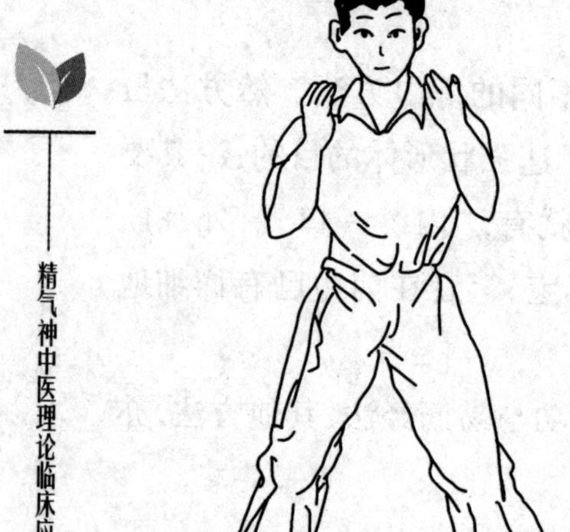

图 1（A）　前推八匹马

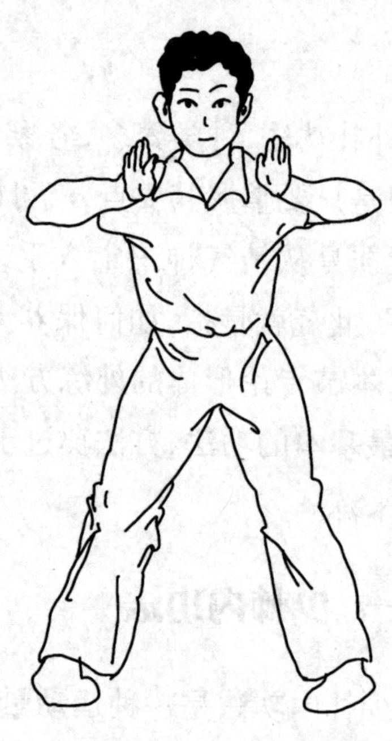

图 1（B）　前推八匹马

【动作要领】

（1）两肩臂徐徐用力前推，推时掌心相对，拇指伸直，四指并拢，劲注指端，以达肩与掌相平为度。胸微挺，臂略收。

（2）两肩臂运动，缓缓屈肘收回到两胁，收时拇指上翘，虎口做力，指端力求与手臂成直线。

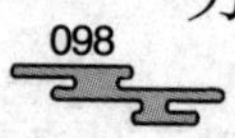

(3)由直掌变俯掌下按,两臂后伸,回到预定的桩势。

(4)一推一收,为一个动作,同时可以配合呼吸进行。

【锻炼要点】本势培本的基本姿势,是以腰部为主的锻炼手臂、指端之功法,以气催力,贯掌达制,即所谓蓄劲于腰,发力于指,是强身的基本功。

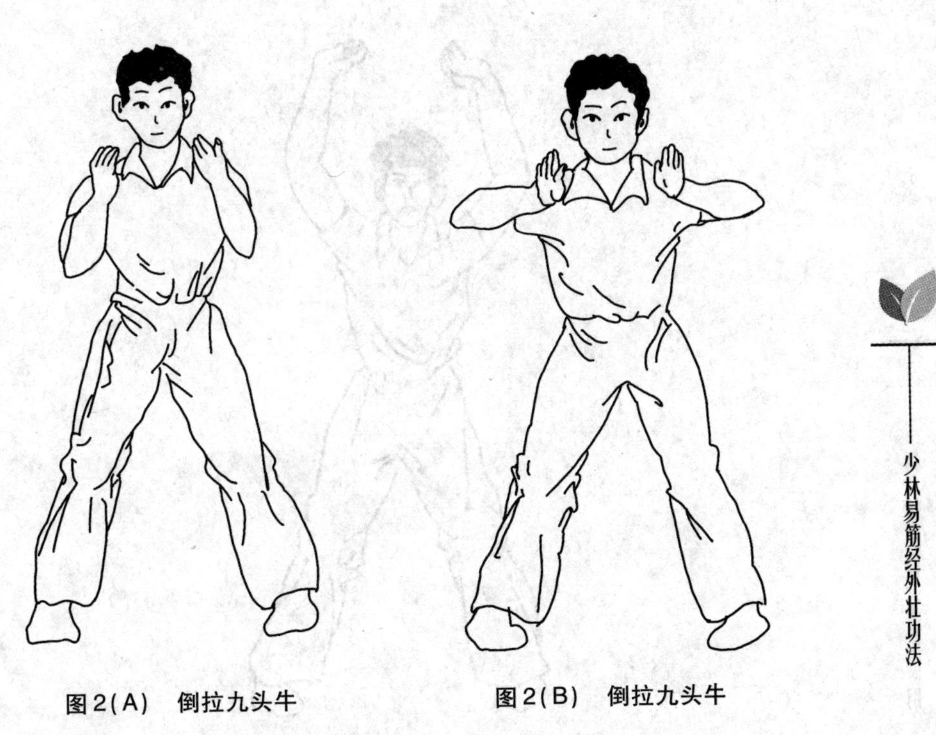

图2(A) 倒拉九头牛　　图2(B) 倒拉九头牛

【预备姿势】站好指定的桩式,两手握拳,置于两胁(图2)。

【动作要领】

(1)两拳化掌渐渐内旋运动前推,推时掌心相对边推边虎口朝下,指端相对,四指并拢,拇指外分,肘直腕曲,运动达掌,勿抬肩,力求掌与肩平。

(2)五指向掌心屈曲化掌,如握物状,劲注掌心,旋腕,拳眼向上,紧紧内收,势如向后倒拉,徐徐行达两胁,上身微前倾,臀部微收。

(3)将收回的拳变俯掌下按，两臂后伸，回站桩式或指定的桩式。

【锻炼要点】本势以意行气，使气随意，为锻炼两臂之悬劲与掌之握力的主要姿势，是练习增强腕力与推力的基本功，是外壮的基本功法。

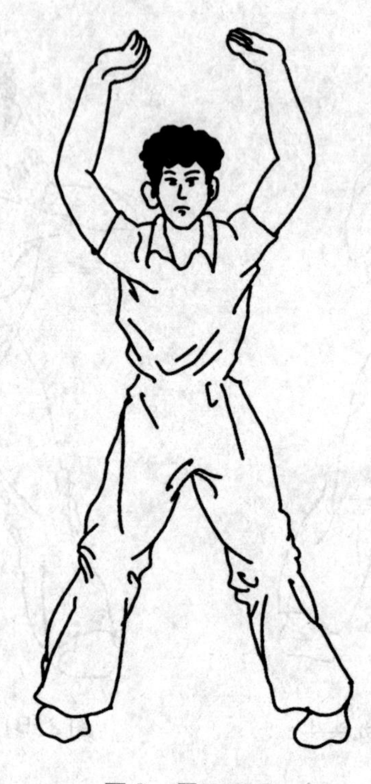

图3 霸王举鼎

【预备姿势】同前推八匹马(图3)。

【动作要领】

(1)两掌用劲缓缓上托，掌心朝天，过于肩部掌根外展，指端由左、右向内旋转，虎口相对，犹如托重物徐徐上举，肘部微挺，两目平视。

(2)旋腕翻掌，指端朝上，掌心相对，蓄力而达于腰。

(3)将腰部之仰掌下按，两臂后伸，同站桩，或指定的桩式。

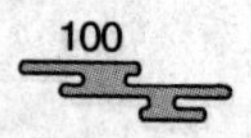

【锻炼要点】使气随意，以气发劲，劲由肩循臂贯腕注于掌心，可以增强肩、腕部及上肢的推力、举力，为武功的基本功法之一。

【预备姿势】同前推八匹马（图4）。

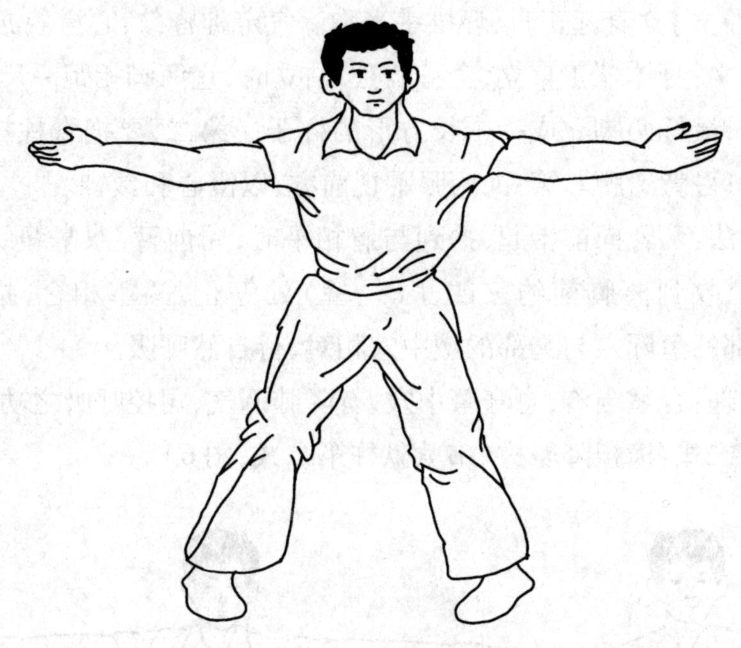

图4 风摆荷叶

【动作要领】

（1）两臂屈肘，掌心向上，在胸前指端相对，虎口外旋，徐徐运动前推，待推出后缓缓向左右外分平举，四指并拢，拇指外侧向下蓄劲，以达肩、肘，掌平。

（2）两臂用劲慢慢合拢，左在右上或右在左上，交叉相叠，掌心朝上。

（3）将相叠仰掌回收，屈肘由胸前变俯掌下按，两臂后伸，同于站桩或指定的桩式。

【锻炼要点】蓄力运动时，劲由肩循臂贯肘达于指端，为增强臂力和悬劲的一个主要功法，为武功的基本功法。

二、少林达摩易筋经十二式(势)

第一式:韦驮献杵式(图5)。

【原文】立身起正直,环拱手当胸。气定神皆敛,心澄貌亦恭。

译文:身体端正直立,全身放松,站立时,宜两脚相距一尺二、三寸左右,最好两脚立成一个长方形的样子。第二,要把脊柱树立端直,不可弓背弯腰。第三,两眼平视前方,以澄心和敛神。

功法:两臂向前抬起,抬到与肩相平时,屈前臂,双掌缓缓向胸前收拢,收到离胸前约三四寸(一拳)处停止,两掌相合,指尖向上,手部的鱼际穴与胸部的膻中穴相对,行自然呼吸。

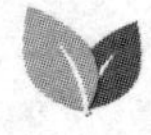

功理:合掌当胸,意守膻中穴,有降肺调气,司控呼吸之功。

第二式:横担降魔杵(韦驮献杵第二式,图6)。

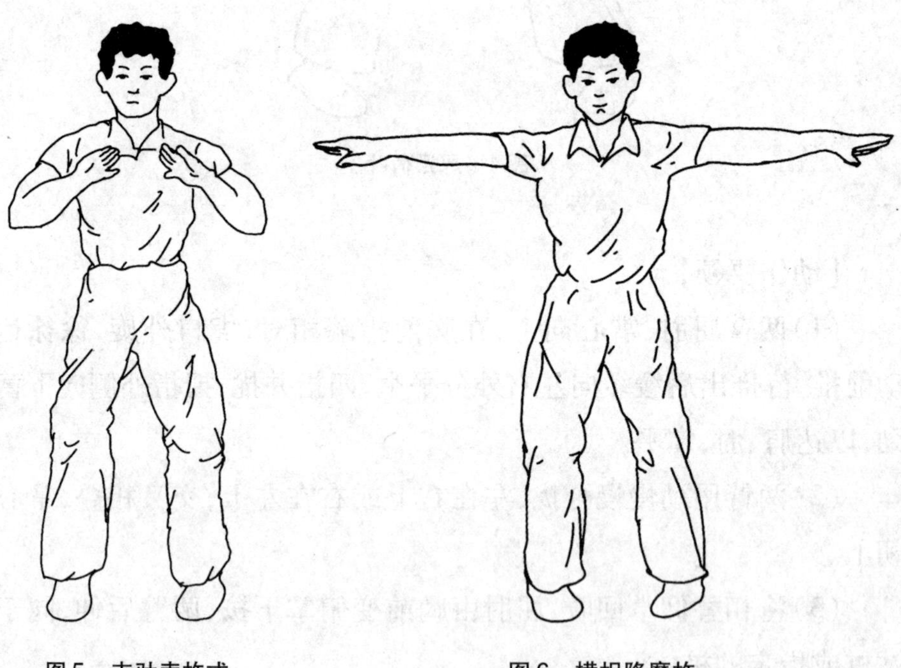

图5 韦驮卖杵式　　图6 横担降魔杵

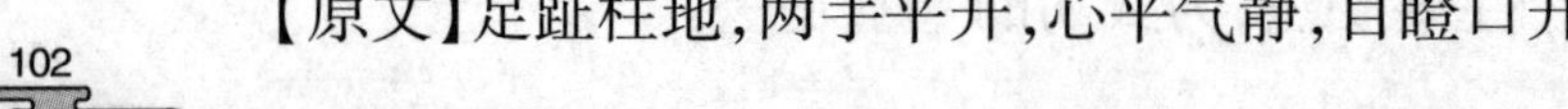

【原文】足趾柱地,两手平开,心平气静,目瞪口开。

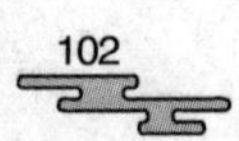

译文：紧接第一式的动作，将两掌交成“阴掌”（即掌心向下）。即顺着左右的方向，从合十当胸的架子，从左右外开，与肩相平时，开成“一”字形，故名“横担降魔杵”，此时会自觉两肩沉重，如负重担，一方面把后踵升起，脚尖点地，久练后，只用脚尖着地，意念集中在掌心及脚尖。

功法：本法要求是吸气时，分手从左右上抬，与肩成一字型。呼气时，意念集中在脚部的足拇趾，每每吸气时，胸部扩张向后，呼气时，意领气走，下行足拇趾。

第三式：掌托天门式（韦驮献杵第三式，图7）。

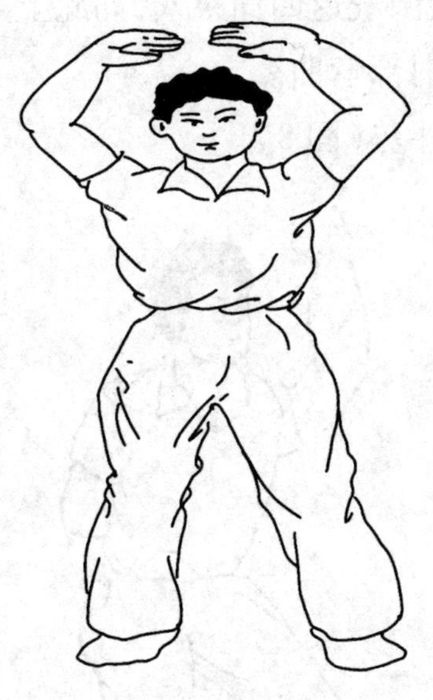

图7　掌托天门式

【原文】

掌托天门目上观，足尖着地立身端，力周腿胁浑如植，咬紧牙关莫放松舌下生津将腭舐，鼻能调息觉心安，两掌缓缓收回处，弛力还将夹重看。

功法：接上式，两臂随吸气顺着一字形的架子，两手继续向上作半圆的动作，同时两掌随着胳臂向上作半圆的当中，将“阴掌”缓缓变为“阳掌”（即掌心向上）。令两掌心朝天，两掌的中指微微接触，直对“天门”（前发际内二寸），作托天状，此式即为“掌托天门”。同时，用“意识”向上内视，从天门观看两掌；切不可以仰头用眼去观看，误用“观法”必然致头晕脑胀等气血上攻。

同时要求，两足跟稍稍提起，脚尖点地，牙关咬紧，舌抵上腭，呼吸细长，内视两手。

两手握拳，两臂循原来的路线缓缓降至侧平举位，同时脚跟放下。

【锻炼要点】内视两手，指用意非用眼。吸气时气从丹田到两掌，呼气时，内视掌接阳气返回涌泉穴，如此上下反复运行。此法类似霸王举鼎，要点是肘部弯曲。

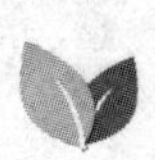

第四式：摘星换斗势（图8）。

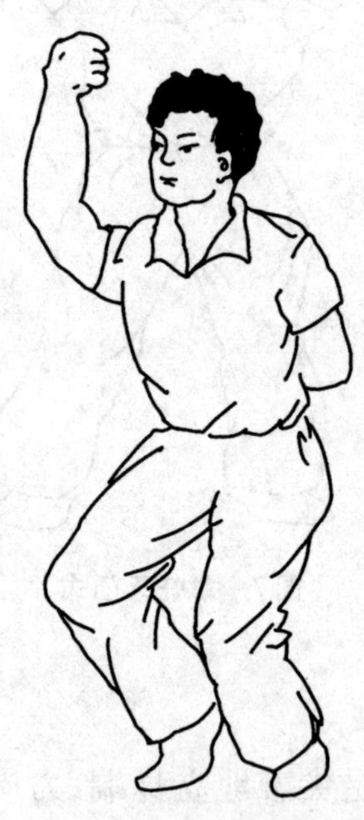

图8　摘星换斗势

【原文】只手擎天掌复头，更从掌内注双眸，鼻端吸气频调息，用力收回左右眸。

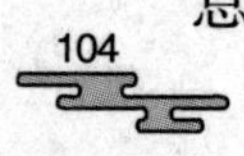

【动作要领】

(1)接上式

(2)右手缓缓向右上方高举,覆掌(掌心向下),头斜向右前方,眼凝视右手心,左臂屈肘于背后,手背贴于腰部,呼吸3~5次。

(3)左手高举,右手臂贴于腰部,动作要领同上,呼吸3~5次。

【锻炼要点】

每呼气时,意念在上手心劳宫穴;吸气时,意念在下手心外劳宫穴。

第五式:倒拽九牛尾势(图9)。

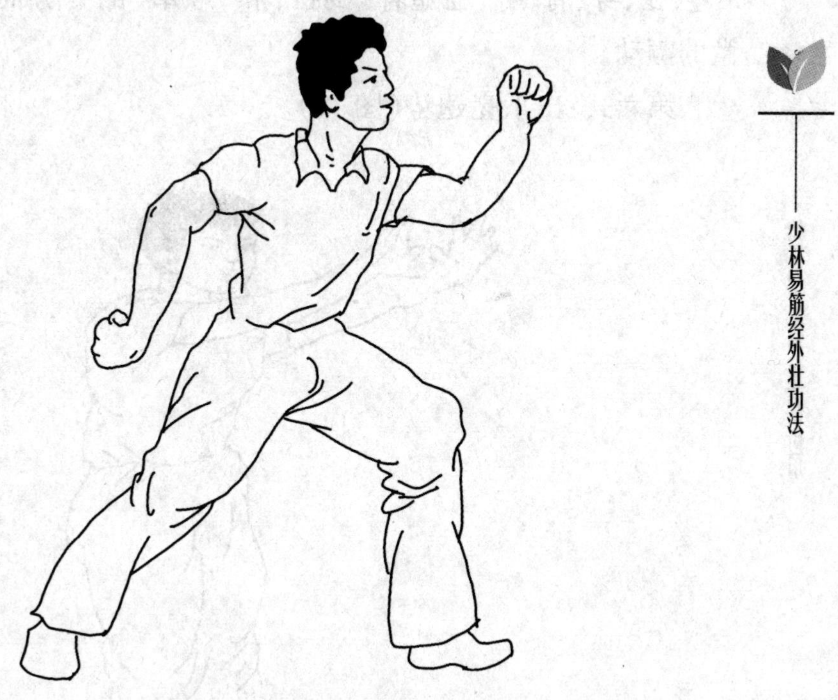

图9　倒拽九牛尾势

【原文】两腿后伸前屈,小腹运气空松,用力在于两膀,观拳须注双瞳。

【动作要领】

(1)接上三式。

(2)右腿前跨屈膝,左腿伸直,成弓箭步,同时右手从腰部撤回,并顺势向右前方翻腕展臂,至手与肩平,肘微屈,五指撮拢,指尖向外;同时左手放下,顺势向左后方伸出,五指撮拢,拳心向上。

(3)左脚向左前方迈出一大步,换左弓右箭步,左手反抄向左前方,右手收向右后方动作要领同二。

【锻炼要点】吸气时,两眼内视前伸之手,向后做倒拉九牛尾状;呼气时两眼内视后伸之手,向前做顺势牵牛状;如此反复做 3 ~ 5 遍,腿、身、肩、肘、也随着"倒拉"和"顺牵"的姿势而相应地做轻微的颤动。

第六式:出爪亮翅势(图 10)。

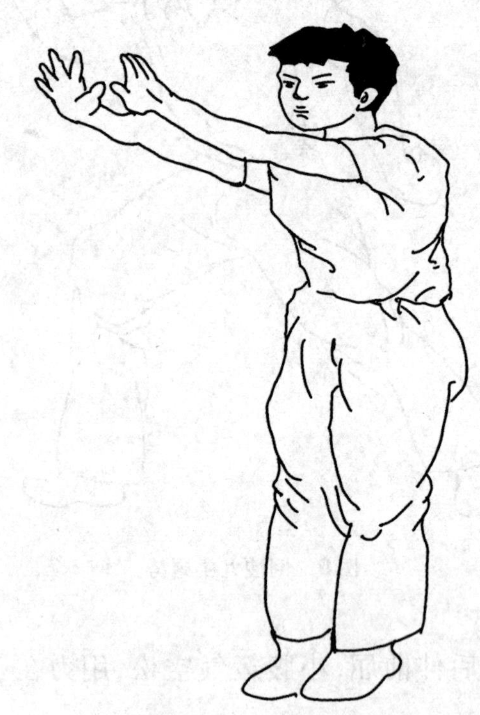

图 10　出爪亮翅势

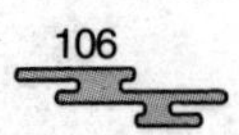

【原文】挺身兼怒目，推手向当前，用力收回出，功须七次全。

【动作要领】

(1)接上三式。右脚向前与左脚并拢，两手收回放在胸前两侧，两臂胸旁屈肘，变成“排山掌”(掌指直立与腕呈90°角，掌心向前)。

(2)两“排山掌”缓缓向前推出，劲力逐渐加重，至两肘充分伸直时，五指用力外分，同时身体直立闭息，两目圆睁，凝视前方。

(3)两掌缓缓收回，贴拢于左右两胁部。如此反复做7次。

【锻炼要点】每呼气时，两掌用力前推，指向后扳，吸气时，臂掌放松收回；推掌向前时，开始用轻力逐渐加重，至推尽时用力有如排山，故名“排山掌”。意念集中于两掌之间。

第七式：九鬼拔马刀势(图11A，图11B)。

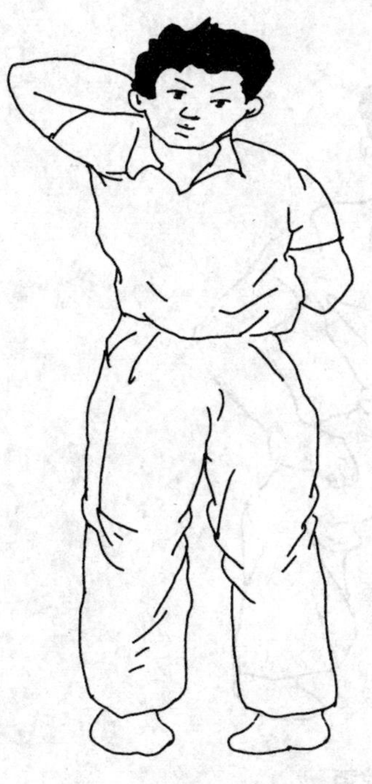

图11A 九鬼拔马刀势(前)

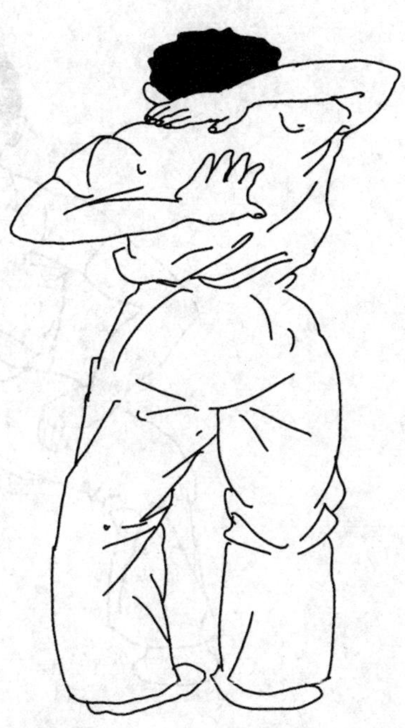

图11B 九鬼拔马刀势(后)

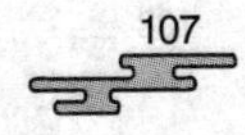

【原文】侧首弯肱，掐顶及颈，自头收回，费嫌力猛，左右相轮，身直气静。

【动作要领】

(1)接上三势，右手上提至后脑，用掌心贴枕部抱头，手指轻轻压拉左耳，头向左转，右腋张开，同时左手收回，反手以手背贴于肩胛间区。

(2)右手放下，反手以手背贴在肩胛间区，同时左手收回提起至后脑，用掌心贴枕部抱头，手指轻轻压拉右耳头向右旋，左腋张开。

【锻炼要点】吸气时，“内视”抱头攀耳之手的肘尖，微微牵拉，头颈与身体同时前倾，呼气时，内视贴于背部之手的外劳宫穴，气沉丹田。左右反复做3~5次。

第八式:三盘落地势(图12)。

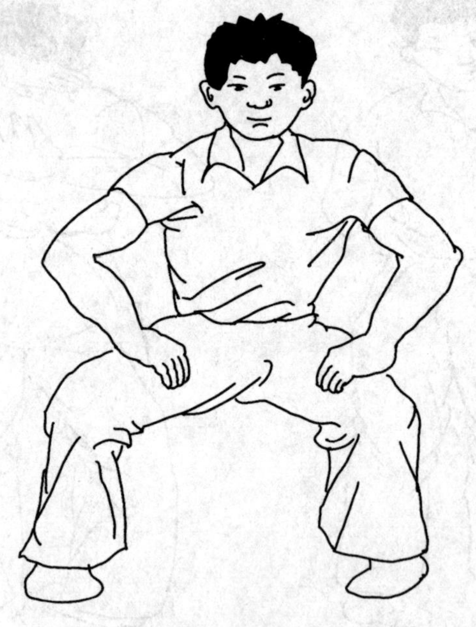

图12　三盘落地势

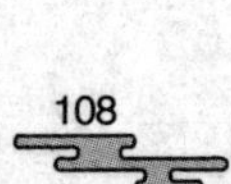

【原文】上腭坚撑石，张眸意注牙，足开蹲似踞，手按猛如拿，两掌翻齐飞，千金重有如，瞪眼兼闭口，起立足无斜。

【动作要领】

(1)接上二势，左脚向前跨一大步，距离略比肩宽，两手向两侧平伸，与肩相平成侧平举，掌心向下。

(2)两膝缓屈成马步蹲裆势，含胸拔背，上体正直，同时两手下按与膝相平为止。

(3)翻掌，掌心向上，如托千金重物。用力缓缓提起，两膝亦逐渐伸直。如此做 3 ~5 次。

【锻炼要点】下按时呼气，上托时吸气，意念集中于两手掌，整个动作要求缓慢，沉稳有力。

第九式：青龙探爪势(图 13)。

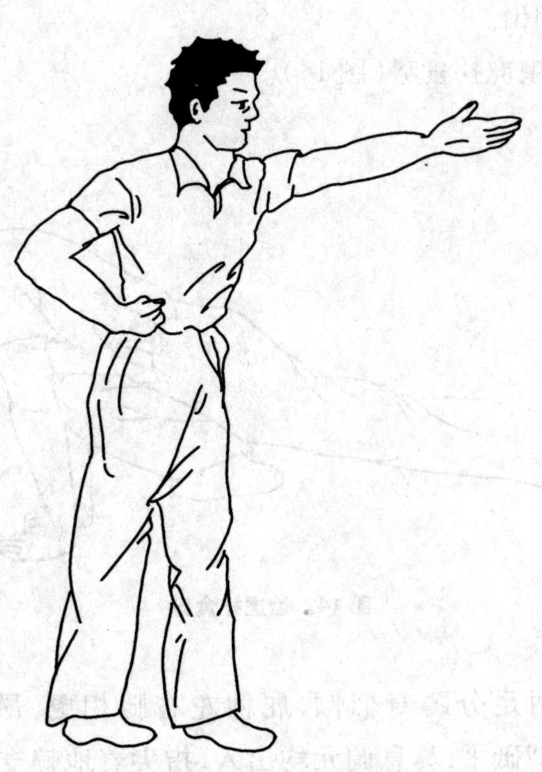

图 13　青龙探爪势

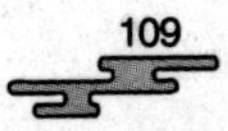

【原文】青龙探爪，左从右出，修士效之，掌平气实，立周肩背，围收过膝，两目注平，息调心谧。

【动作要领】

（1）接上三势，左脚收回与肩宽，，两臂胸旁屈肘，掌心向上。

（2）左手翻掌向下，五指小关节屈曲，掌心涵空，借助腰劲，左肘领先，向左缩去；同时右手掌也翻转朝下，五指小关节屈曲，掌涵空，左掌后缩姿势，向左侧方向伸出，头颈和腰身也相应左转。

（3）右掌回缩，左掌右探，动作要领如上。唯方向相反。如此做3～5次。

【锻炼要点】在左缩右探或右缩左探的过程中吸气，将气缓缓送入丹田；缩、探至尽处时呼气，同时十指小关节轻轻一抓，意念集中于两手掌。左缩、右探或右缩左探应同时进行，协调一致，探爪应如波浪相连伸出。

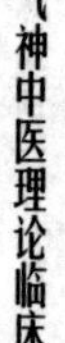

第十式：饿虎扑食势（图14）。

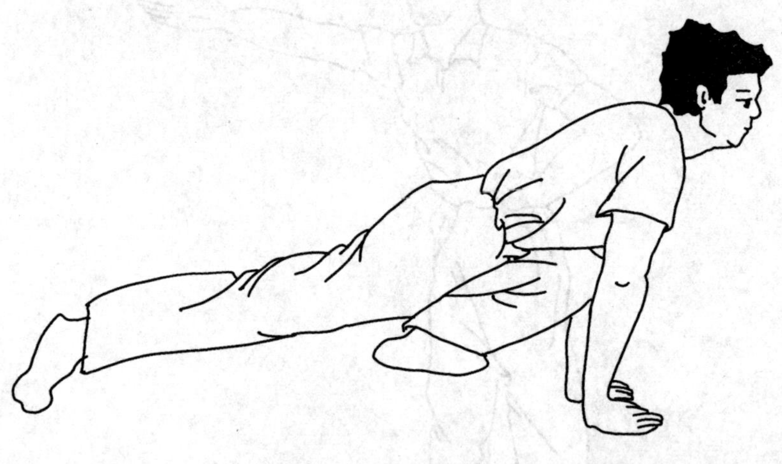

图14 饿虎扑食势

【原文】两足分蹲身似倾，屈伸左右腿相更，昂头胸作探前势，偃背腰还似砥平，鼻息调元均出入，指尖着地赖支撑，降龙伏虎神仙事，学得真形亦卫生。

【动作要领】

(1)接上势,两手收回,两臂自然下垂。

(2)右脚踏前一步呈右弓左箭步,同时身体前倾,两手向前下扑,五指着地,成俯卧撑姿势,头略抬起,圆睁两眼,凝视前方。

(3)前足收回,足背放于后足跟上,先作一个俯卧撑再下俯,臀部慢慢后收,腰部放松,收至伸直,似饿虎扑食。

(4)头昂起,前胸以低势,头、腰、臂,四肢呈波浪向前运动,目视前方,至前臂成垂直时,挺胸稍停,再收回,如此反复3~5次。最后还原成右弓左箭步。

(5)收回右脚,还原到一的姿势,再跨出左脚成右弓左箭步,动作要领同上,最后恢复一的姿势。

【锻炼要点】做俯卧撑时,撑起时吸气,下俯时呼气;向后挪动时吸气,收腹,"内视"丹田,向前运动时呼气,"内视"正前方,有向前捕捉之感。"扑食"时腰部要放松,脊柱保持凹平,不要拱起,如指力不够,不必勉强用五指尖支撑体重,可改用掌心贴地,支撑体重。

第十一式:打躬势(图15)。

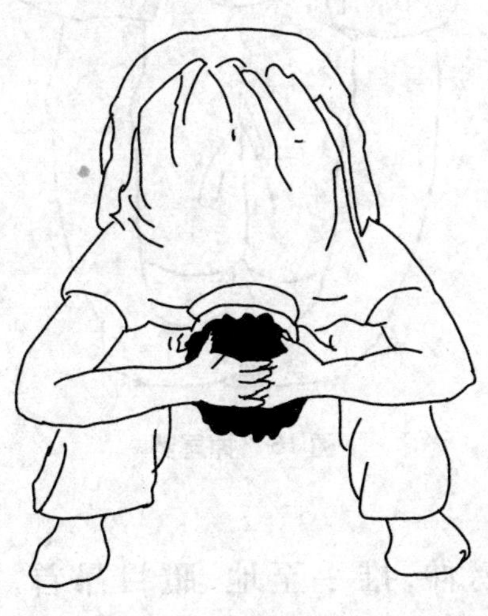

图15　打躬势

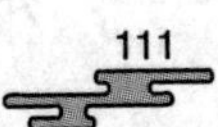

【原文】两手齐持脑，垂腰至膝间，头惟探跨下，口更齿齿牙关，掩耳聪教塞，调元气自闭，舌尖还抵腭，力在肘双弯。

【动作要领】

(1)接上五势，两手抱头后部，掌心掩耳，肘弯着劲与头争力，肘与肩平，用中指敲脑后部(即鸣天鼓，风池穴)片刻。

(2)十指相握抱头后部，俯身弯腰，头探入膝间作打躬状。

(3)随即腰部慢慢直立，再度鸣天鼓与弯腰，如此反复3～5次。

【锻炼要点】吸气时身体直立，俯身弯腰时呼气，吸气时"内视"丹田，呼气时"内视"两手掌。

第十二式：掉尾势(图16)。

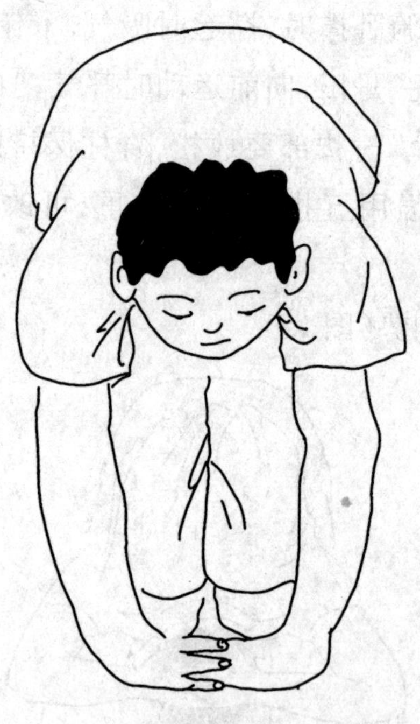

图16　掉尾势

【原文】膝直膀伸，推手至地，瞪目昂首，凝神抑志；起而顿足，二十一次，左右伸肱，以七为志；更作坐功，盘膝垂眦，口注入心,鼻调于息;定静及起,厥功维备,总考其法,图成十二,却病延年,功无与类。

【动作要领】

(1)接上三势,两手自然下垂。

(2)两手提起,两掌向正前方推出,两臂伸直。

(3)两手十指交叉,掌心向下,缓缓收回之胸前两拳处,随即慢慢下推及地,两腿挺直,然后左右各推1次,头亦随之摇摆。

(4)缓缓伸腰,两掌同时上提松开,分别向左右各屈伸手臂7次,结束全套动作。

【锻炼要点】此势采用自然呼吸,推掌时"内视"两手掌心,直立时"内视"鼻尖。本势为全套动作的最后一个动作,具有松经络之功,做完此势有轻松舒适之感。

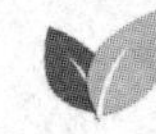

三、易筋经外壮法十二式

易筋经外经是练力与练气并重的基本功法。它主要作用是在于强筋壮骨,增强体力,促进外力,达到改善体质。

凡是推拿医生及针灸医生及武功修炼者,都应该习练此功法。它以形体变化,手指受力的不同,调息导引作用于筋骨、经络、以疏通三阴三阳经为主,通过手之六经的训练,达到增强十二经脉的气血循环,本功法可以快速地增力壮体。笔者曾习练其中的几式,对针刺的进针及减轻病人的痛感很有帮助。

(一)预备式

身体正直,面向东而立,两脚与肩同宽平行站立,双臂下垂,受微贴大腿,头微后仰,两目圆睁上视。全身放松,松而不懈。气贯两手,排除杂念,宁神调息。

第一式:双肘微屈,手成阳掌(即掌心向下),指尖向前。顺势伸臂配合呼气。掌根用力下按,十指上翘,气尽力完吸气,放松双掌,恢复原式为1次,默数做49次。

一式至十一式为腹式呼吸,应做到吸尽呼足,用力握拳呼气,气贯双拳,气尽力完。松拳时吸气,达到神(意)气、力三者合一的境界。一至十一式,头微向后仰,两目斜上视,做到紧握拳而不眨眼,注视前上方。不要左顾右盼。

预备式、十二式和收式为自然呼吸。

第二式:双手四指握拳,拇指平伸,对准大腿,拳心向后,配合呼吸,握紧拳用力,拇指上翘。拳一紧一松为1次,做49次。

第三式:双手将拇指攒入拳心握拳。双肘微屈,拳眼朝前,顺势伸臂,臂与拳要直,拳不内扣和外翘。配合呼吸,用力握拳,拳一紧一松为1次。做49次。

第四式:拳形不变,两臂缓缓上抬,到与肩平为止。双腕内屈与臂成90°角,拳心对准肩端,拳眼朝上,两拳相距约一尺。配合呼吸,紧拳用力,拳一紧一松为1次。做49次。

第五式:两臂上举伸直,两上臂不要贴着头,拳眼朝后,拳心相对。配合呼吸,用力握拳,拳一紧一松为1次。做49次。

第六式:两臂屈肘下落,到上臂与肩平。翻腕转拳,两臂后张,拳眼朝前,拳面对耳,距耳一拳。配合呼吸,用力握拳,肘尖用力后张,意在肘尖。拳一紧一松为1次。连续做49次。

第七式:两小臂从左右下落时与肩拉平成一字型。拳眼朝上。配合呼吸,紧拳用力,同时身体微向后倾,脚尖离地,放松双拳,身体复原,双脚落平着地。拳一紧一松为1次,连续做49次。

第八式:两臂向胸前合拢,伸直与肩平。两拳相距约30厘米,拳心相对。配合呼吸,用力握拳,拳一紧一松为1次,做49次。

第九式:屈肘双拳向胸前收回,收至距胸前约两拳,翻拳转拳,双拳面对着颧骨,食指大节对准鼻,距鼻约1厘米,拳心向外。拳眼朝下,配合呼吸,用力紧拳,拳一紧一松为1次,连续做49次。

第十式:两前臂树直向左右分开,上臂与肩平,两小臂与头成山字型,拳心向前,拳眼相对。配合呼吸,紧拳用力。同时肘尖向前用力。意在肘尖。拳一紧一松为1次,连续做49次。

第十一式:双拳沿胸下落至肚脐两旁,翻腕转拳,拳心向上,拳面对肚皮,食指大节对肚脐,距脐约1厘米。配合呼吸,用力握拳,拳一紧一松为1次,连续做49次。

第十二式

1. 三端气

双拳慢慢松开,变成掌,两臂下垂,掌贴大腿。双掌成阴掌犹如端物重。吸气,由胸前上端,同时提脚跟以助其力。当掌上端至额前时,翻长,呼气,下按,双掌经面部,胸部下行至下腹部丹田,同时导气下行也到丹田。连做3次。

2. 三举三轧

双手握拳,吸气,两臂缓缓上举伸直。呼气,双肘下轧,至拳与肩平。上举下轧连做3次。

3. 三踢脚

接下轧姿势,将双拳置于腰际,左膝微屈,提右腿,绷直脚面,向左踢出。还原式,右膝微屈,提左腿,绷直脚面,向右踢出,脚踢出高度以离地面30厘米为准。左右两边交替各踢3次。

4. 三蹬脚

三踢脚的姿势不变。左膝微屈,提右腿,勾脚尖,用力向左蹬出,左右两边交替各蹬3次。

收式:同站桩法。

1. 双腿直立,左脚收回半步,与肩同宽,平行站立。双手自然放在腹部似抱球状。

2. 先意念将天地之气、四肢之气,从百会穴,经脑后沿督脉经下行,再意念送至涌泉穴,首先降一降上冲之气,连续做5~7次。

3. 后将气收回丹田即可；逆时针气环绕于丹田，而后蛰藏。

4. 活动搓手、擦面部，及颈部和大椎穴，两手掌互相揉搓，搓至发热后，双掌从面部下面向上搓，一直搓到额头，再从面部左右下搓到两腮，反复揉搓 7 次。再用两手掌擦颈部和大椎穴，有汗须擦干，无汗时要将颈部搓热。

5. 活动膝关节。

6. 用双手掌轻微地拍打全身

7. 最后意念全身毛孔闭塞。

诗赞：

天父地母育万物，
万物形寿有定数。
仙传一派夺造化，
精旺气足形必壮。

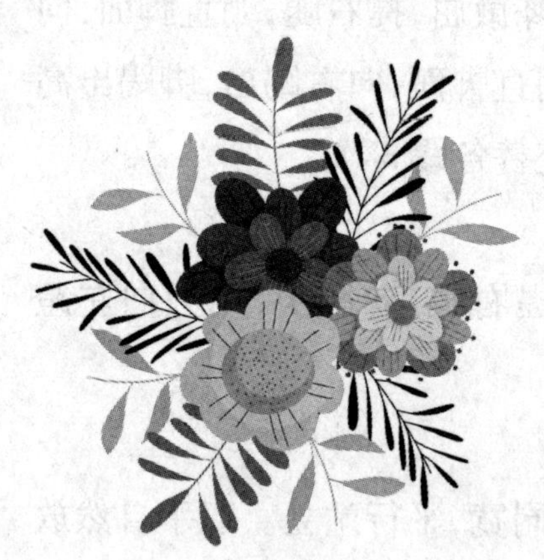

呼气养身法

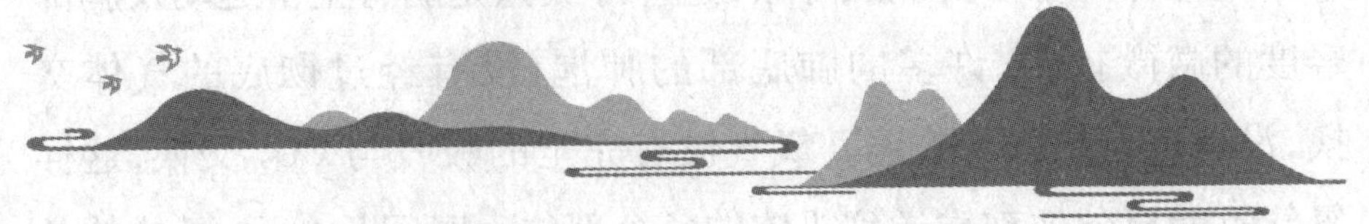

人体排毒有四种方式：肠道以粪便的形式，尿液、汗液及呼吸中以呼出 CO_2 的方式排出。

人体在自然衰老的过程中，机体的各种代谢废物，会堆积在人体的各个器官及组织，最终各种代谢废物会导致器官衰竭，所以最后呈现色斑在皮肤上堆积，血管的弹性下降，血管壁变硬，毛细血管堵塞，最终眼睛老化，如晶状体玻璃体混浊，产生白内障等。

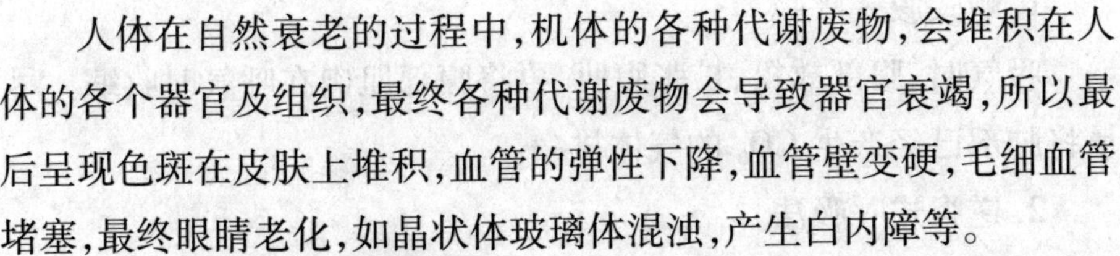

人体的毒素，有四种排泄方式，第一种，大肠排泄。将固体的代谢废物从肠道直接排泄。如各种的食物的废物，以氮的形式排出，经过胃的初步消化，在十二指肠、小肠、大肠吸收营养后，直肠就排除到体外。第二种，尿液，是在人体代谢的过程中，肾脏经过肾小球、肾小管过滤，将组织中的废物氮，贮存在膀胱中，当膀胱存满后，就排除到体外。第三种，汗液，是在人体运动，或者发热后，从皮肤排出水分与毒素，是维持人体体温动态平衡的一种方式。可以排除淋巴系统的毒素。

这里专门讨论人们常常忽视的呼吸排毒方法。

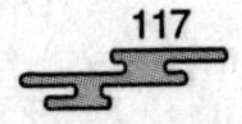

一、呼吸种类

(一)胸式呼吸

大部分人采取的胸式呼吸,这种呼吸只是肋骨上下运动及胸部轻度的微微扩张,许多的肺底部的肺泡,没有经过彻底的气体交换,没有进行扩张与收缩。氧气没有完全的吸收与 CO_2 交换,这样氧气不能充分地被输送到机体的各个部位。时间长久后,身体的各个器官就会产生缺氧,酸性的代谢产物就会堆积在机体的局部。导致局部的肿胀疼痛等多种症状的产生。

(二)腹式呼吸

经过训练,我们可以采取腹式的呼吸方法。

1. 顺式腹式呼吸

吸气时,腹部放松,扩张腹肌,再将腹部肌肉在呼气时收缩。尽量将肺部已经产生 CO_2 的气体排净。

2. 逆腹式呼吸法

吸气时,以收腹提肛,横膈上移,呼气时松肛松腹,尽量排除肺部的气体。逆腹式呼吸,有自我升降横膈的作用,利用横膈的升降,对内脏有挤压按摩的作用。对肝胆、肠道、胰腺、脾脏、肾等有自我保健按摩的作用。

建议自然吸气 4 ~ 5 秒;停气憋息 4 ~ 5 秒。呼气尽量延长到 10 秒左右。每天最好进行一次,每次时间累计至少有 10 分钟为好!

二、腹式呼吸对机体的好处

扩大肺活量、改善心肺功能,能使胸廓扩大,使肺的下部的肺泡得以延伸。研究证明,横膈每下降 1 厘米,肺通气量可以增加

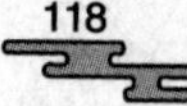

250～300毫升。坚持腹式呼吸半年,可以使膈肌的活动范围增加到4厘米,对于肺部的改善大有好处。

2. 减少肺部感染,增强呼吸道气管、支气管等功能,减少肺炎、支气管炎的可能。腹式呼吸可以使肺下部的肺泡得以发挥功能,使肺下部气血流通。

3. 可以通过腹部的呼吸,利用横膈的升降,对内脏起到很好的内按摩的作用,可以改善肠道、十二指肠、胰腺、肝胆等功能。疏利肝胆、促进胆汁分泌。

4. 体内存在酸碱平衡,可使酸性体质、酸性疾病中的物质得以尽量地排出,人体的 CO_2 等酸性物质得以排出,从而使风湿、类风湿等疼痛酸性的疾病,得以从根本上排出酸性物质,从而减轻症状。

5. 通过横膈的升降,对胰腺起到轻度按摩挤压的作用,有利于消除治疗胰腺水肿、减轻胰腺的各类症状,对胰腺炎等有良好的治疗辅助作用。

6. 腹式呼吸,从中医上讲,是对人体元气最好的补充。人体在胎儿先天时,心肺的功能,没有发挥,就是依靠脐带输送养分,五脏六腑都是依靠此。

7. 促进肠道的蠕动,改善肠道的气血循环,有效地防止肠道的便秘、痔疮等疾病的发生。

改善肠道,预防痔疮、便秘,通过有意识的收腹提肛、松腹松肛,可以改善直肠、大肠的局部血液循环,利用后阴肛肠周围的括约肌的训练,达到挤压按摩直肠、前列腺体的作用,从而达到预防治疗前列腺炎、前列腺肥大、增生的目的;通过局部的训练,达到预防治疗直肠的内痔、外痔的发生,从而有效预防直肠肿瘤的目的。

三、腹式呼吸的传统认识

(1)脐为先天之本,元气之根,气血之源,十二经,五脏六腑皆

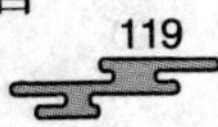

赖此为根。

胎儿在先天母体时，就依靠此，吸收养料，靠胎息生长。人出生后、一声啼哭，肺脏张开，心肺开始后天发挥，下焦内部有丹田，体表有穴位，神阙、气海、关元。

(2)脐呼吸：古人称为胎息，先天呼吸。从晋朝开始的修炼外丹，一直到唐朝的内丹，逐渐认识到了脐呼吸的重要性。唐朝的道家高人幻真先生提出的十六字金锭："一吸便提，水火相见，一呼便咽，息息归脐"。强调了呼吸着眼于脐下丹田的重要性。

(3)早在战国时期的《难经66难》："脐下肾间动气者，人之生命也，十二经之根本也。故名原。"就提出了肚脐下肾间动气是人体的生命之根本。

(4)李时珍《本草纲目·第一卷》载："命门为相火之源，天地之始(父母)，藏精生血，降则为漏，升则为铅，主三焦元气……"

(5)丹田呼吸法：练功养生、武术技击仙道一脉所传的丹田，多指下丹田。

该处，前有肚脐、后有命门、下通会阴。位于腹腔中心，体表的穴位上，前有神阙、气海、关元、后有肾俞、命门等穴位；古人认为下丹田是与人体的生命活动关系最为密切，是"性命之祖"、"生气之源"、"呼吸之门"、"水火交会之乡"等，是人体气机升降的枢纽。

(6)道家将丹田，称为"炁穴"，医家称为命门。命门旺，则十二经旺，命门火衰，则十二经气血皆衰。命门生，则人生，命门绝，则人死矣。

四、人体疾病与衰老的根本原因

人体疾病与衰老有多种学说，目前有四种学说，占据主要流派。

(一)中医肾虚学说

中医上认为，肾为先天之本，气血生化之源；肾主藏精，肾中精

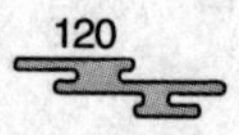

气,是人体生命之动力。在难经上认为是肾间动气,是五脏六腑之源,是十二经之根本。

肾气是主持人体生长发育与衰老的主要因素,肾藏精、藏天癸,主骨、生髓、精内藏先天之精,是人体生长发育,与衰老的主要因素。当人体发育成熟后,后天之精,即肾精便产生。如果先天元精不足,则小儿发育迟缓,有五迟,立迟、行迟、语迟、发迟、齿迟等。后天肾精亏损,易导致脾肾阳虚,人体怕冷、早衰、骨质疏松、容易骨折、颈腰椎病变等等(参见精宝论有详细论述)。

肾的生理功能,综合影响到泌尿、内分泌、生殖系统、代谢、神经中枢等多个系统,对人体生物钟程序,从根本上起着决定性的指导主宰作用。

肾虚从内涵上包括西医的免疫功能下降、自由基损伤,以及人体的神经内分泌功能失调等多种衰老的机理。

(二)食物中毒学说

人体自诞生以后,不断的饮食摄入,各种食物的摄取后,最后毒素日积月累,累积在人体的器官组织,最终导致人体衰老,所以"欲要长生,腹要常清。""欲要不死,肠中无滓"(详细参见辟谷养生论)。

(三)机体免疫低下学说

人体的免疫功能(即元气),因为各种原因会逐渐地下降。

免疫系统是人体最主要的调节系统之一,主要包括胸腺、骨髓、脾脏及分布于全身的淋巴结。

胸腺分泌胸腺素、制造 T 淋巴细胞,负责细胞免疫;骨髓分泌 B 淋巴细胞,形成抗体,引起有效的免疫反应。免疫系统的功能就是免疫监视、免疫自稳、免疫防疫。

笔者以为,用冷灸方法,是调整免疫系统的最好方法。可以激活淋巴细胞、白细胞、增强机体的体液免疫功能(详细参见冷灸益气法）。在胸部常用的腧穴有膻中，再配伍大椎，肺俞、脾俞、肾俞，下肢配伍足三里等。

（四）酸碱平衡学说

人体的正常的血液 pH 值是 7.35～7.45，略微的呈现碱性。

血浆中有缓冲对，对酸或者碱均有缓冲作用。所以当酸性或者碱性的食物进入血液时，pH 值的变化不会太大。何况人体的肾脏对酸碱均有排泄作用。但是长期的饮食不合理，可能会引起人体 pH 值的改变，从而影响内环境的稳定，加速疾病的变化。

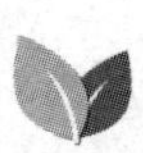

目前已经发现：人体的许许多多的疾病，由于生活水平的提高，肉类及米面的酸性食品偏多，导致了心脑血管疾病、糖尿病、肿瘤、风湿、类风湿、痛风等疼痛性疾病。大多是酸性疾病。主要是酸性物质在人体的长期的积聚。

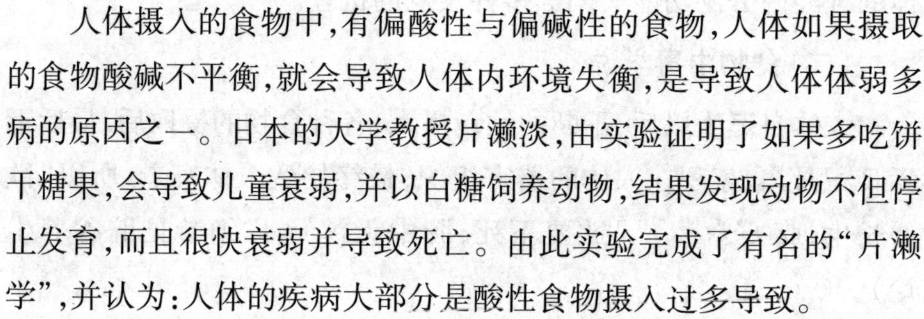

人体摄入的食物中，有偏酸性与偏碱性的食物，人体如果摄取的食物酸碱不平衡，就会导致人体内环境失衡，是导致人体体弱多病的原因之一。日本的大学教授片濑淡，由实验证明了如果多吃饼干糖果，会导致儿童衰弱，并以白糖饲养动物，结果发现动物不但停止发育，而且很快衰弱并导致死亡。由此实验完成了有名的“片濑学”，并认为：人体的疾病大部分是酸性食物摄入过多导致。

笔者在甘肃中医药大学附属附属医院的口腔科，只去了一次，碰到一个经常喝可乐等碳酸饮料的一个高一中学生，满口的大牙（磨牙），全部是龋齿，牙医正在钻洞补牙，一问原因，此学生，只是爱喝酸性饮料，不喝水，喝到 18 岁后导致的结果。

正常合理的饮食，是什么蔬菜都要摄入，不要偏食，不要过多的摄入蛋白质、肉类等，否则容易导致人体的酸碱平衡失常。如果经常摄入肉类，容易导致机体内的血脂剩余，填塞到血管导致心脑血管硬化等，诱发心脑血管疾病等。心脏动脉狭窄就是血脂、胆固醇等堵塞到心脏局部，最终产生冠心病，有的病人，马上心前区疼痛,心慌、憋闷、气短、心肌缺血等,病人会心源性休克而死亡!

比如:疼痛、水肿、痛风的局部都是酸性物质的代谢过多,大量堆积导致。所以必须从碱性食品中以最基本的方式代谢此类物质。

如过多的食用淀粉糖类的物质,会导致骨骼的密度降低,经常喝饮料(多为酸性等),容易患龋齿,容易骨质疏松,易骨折等。

五、胸式呼吸的不足

现代人有一半以上的人,呼吸方法不正确,呼吸太短促,往往在吸入的空气尚未到达肺部的下端时,便匆匆地呼气了。这样肺部的气体交换没有完全的进行。往往只有三分之一的氧气得到了利用,人体的下部的肺泡尚没有完全打开。久久这样,人体的呼吸仅仅是短促、浅短的。体内的二氧化碳气体累计过多,导致酸中毒,脑细胞的氧气供氧不足。人体经常出现头晕、乏力、嗜睡等办公室综合征。人体的肺有两个足球大小,展开的面积有100平方米。如果能够利用腹式呼吸,将肺部的氧气尽量吸入,排出更多的二氧化碳的酸性气体。这样可以使机体自主的改变体液内环境,有利于疾病的康复。

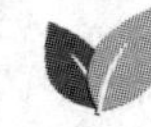

六、腹式呼吸的训练方法

1. 姿势

采取仰卧或者舒适的坐位等,以舒适为基本要求。坐卧行站都可以,要求全身放松。

2. 顺腹式呼吸

吸气时腹部尽量地向外扩张,胸部不动,想象中腹部的气球逐渐撑开,呼气时最大限度地收缩腹部,胸部尽量不动。循环往复,进行1~2次,每次10~20分钟为宜(早期以这种为主)。

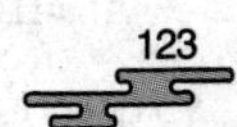

3. 逆腹式呼吸

当以上呼吸熟练后，可以过渡到逆腹式呼吸方法。

吸气时，收腹提肛，横膈上移尽量吸气，呼气时松腹松肛，横膈向下，每次利用横膈的上下活动对内脏有个自主的按摩，对肠道、肝胆、胰腺、脾胃等内脏有自主按摩的作用，甚至对盆腔、附件、肾都有益处。

4. 腹式呼吸的节律

一般都强调的是自然呼吸。做到深、长、匀、慢、细。

但是此处强调：除了以上的特征外，吸气是早期自然，后期延长。呼气是吸气的2～4倍。吸气与呼气的比例从1∶2过渡到1∶4为宜。最后呼气尽量地延长，只有如此才能将机体的过多的酸性气体排除到体外。

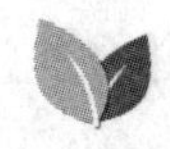

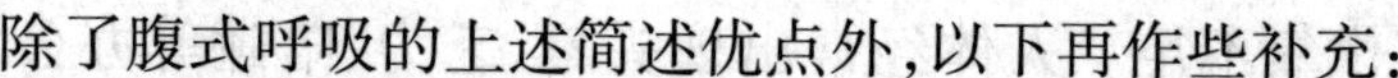

除了腹式呼吸的上述简述优点外，以下再作些补充：

（1）对脑部的作用

作腹式深呼吸时，细长匀慢的呼吸可以促进机体脑部维持在12赫兹以下，此时脑内就容易产生α波，α波的产生，可以增进脑内内啡肽的分泌，有助于机体创造力的开发，及使人体产生镇痛的物质，使机体对疼痛的耐受性增加。中国工程院院士韩济生的研究证明，人体自我产生的镇痛物质，是外在性吗啡类的功效的10倍。

（2）腹式呼吸

强调呼气，延长呼气，是人为地调整自主神经系统中的副交感神经，用呼气来自我兴奋副交感神经，抑制交感神经。

副交感神经的兴奋时作用：心跳减慢、减弱，支气管平滑肌收缩；胃肠运动加强消化液的分泌（交感神经反之），瞳孔缩小，有利于人体营养物质的吸收，与能量的补充。

（3）人体在感受外界的各种致病因素后，机体组织细胞会释放组织胺、五羟色胺等物质，这些微量的神经递质，起到重要的作用，正常时可以参与中枢与周边神经的多种功能，局部释放后，会导致局部的组织水肿、肿胀、使局部的血液循环微循环障碍，导致局部的组织细胞代谢后的 CO_2 酸性物质的堆积，组织细胞需要的氧气的等物质不能正常地提供，加重病人的各种症状。

七、腹式呼吸的练习方法

取仰卧或者舒适的冥想坐姿，放松全身（需将二便排空），双手放在腹部的肚脐下方约关元气海的穴位区域。

逆腹式呼吸：吸气时最大限度地向内收缩腹部，胸部保持不动，收腹提肛；呼气时，松腹松肛。

顺腹式：吸气时，腹部鼓起，逐渐隆起腹部，呼气时，收缩腹部。一呼一吸，做一个来回。

中间可以适度的憋气。停气憋气 7～8 秒皆可。

该呼吸方法可以结合内养功、周天功等进行练习。如果结合观想、气脉的走向，疗效更为明显。

1. 坐式

(1) 平坐式

其要点是含胸拔背，松腰松肩，下颌内收，百会与会阴穴在中轴一线上。身体平稳地坐在椅子上，要求身体呈现 3 个 90 度，即膝关节 90 度，髋关节（大腿与脊椎骨呈现 90 度，脚背与小腿 90 度）两脚落实与地上。两脚与肩宽，坐在椅子或者平凳的前三分之一。只有如此，身体可以放正。两眼、口轻闭，舌尖轻抵上腭。

(2) 盘坐式

①右小腿放在左小腿上，或者左右交换上下也可。②右小腿放在左小腿上，再将左小腿搬起来放在右小腿上，两个脚心朝上，这在道教的功法中，双脚心，双手心朝上，再加上头部的顶心朝上，名为“五心朝元”（在小说《射雕英雄传》中，所有的武侠功夫中，只有全

真教的功夫是真的，王重阳、丘处机、孙不二等全真七子，确有真人；其中有梅超风，不解"五心朝元"，而询问尹志平的一段）。③自由交叉盘。两腿自然盘坐，形成交叉八字形。

2. 卧式

①仰卧式：即仰卧在床上练功，年老身体较弱者可以选取此种姿势。两腿自然平伸，以舒适为度。两手放在脐下气海关元穴位的部位处，左手心放在右手心下边。两眼轻闭。舌抵上腭。②侧卧式：右侧卧或者左侧卧均可，侧身睡在床上，双眼、口轻闭、枕头平稳摆好。上侧的手伸出放在髋关节上，以舒适为度，下边的手放在枕头上距离头部2寸远的距离。掌心朝上。上腿略弯屈呈120度角。下面的腿自然伸出。

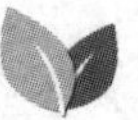

3. 站立式

（1）自然式站立：即两脚犹如立正姿势，两脚跟靠拢，脚尖相距一拳距离。要求：虚灵顶劲，含胸拔背，两手自然地置于髋旁。两膝关节微曲，眼口轻闭，全省放松，身体重心，放在两脚心，做到站如松。

（2）平行式站立：双脚站立分开如肩宽，其余姿势要求同上。

（3）桩式站立：站立姿势同上，唯一要求，双手撑开如抱球状，在腹部丹田处，手部十指相对，掌心朝内，呈半圆形，如抱球状，两膝关节微曲，臂微下垂，两目轻闭，舌抵上腭。双手如抱无形的"太极球"。两手的距离为一尺五寸。

4. 自由式

无论坐卧行站，无论任何时间均可，只要全身放松，调整呼吸即可，避开饭前饭后30分钟即可。

八、腹式呼吸的意守要求

在练习呼吸养生时，最好配合一定的意守方法，可以达到很好

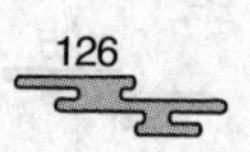

的治疗效果。普通的意守方法有三种：

1. 意守丹田法

丹田是气功中的常用术语，对此的解释有多种说法，一般将丹田可以理解为：人体的体表气海、关元的这一位置区域的内部的区域，两肾之间。

2. 意守脚心涌泉穴

如果病人，属于火旺，或者内火上攻，可以意守脚心的涌泉穴达到引火下行，使水火既济。达到阴阳平和的治疗目的。如果杂念较多，思虑万千，失眠健忘等，可以选择意守脚心的涌泉穴位。一般，明了“明心论”后，一般不容易产生杂念。

3. 意守膻中穴

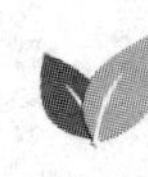

如果部分妇女意守丹田时，可能或出现经期延长，或者经量过多的现象，可以改为意守膻中穴位。道家对此有专门的论述。

无论北宗、南宗、专门要求女性通过练功，练血化气，称此为“斩赤龙”，最后经血收完，犹如赤子，并且可以人为地缩小子宫，可以延年益寿，如果女性能够练功成功，寿命将大大超过男性；普通情况下，女性寿命较男性长，但是练功后，男性超过女性，如果女性也懂方法，那么女性的寿命将超过男性。有兴趣的人参照北宗龙门派，孙不二的功法，参详。

古人传统上，认真修炼，一般不过百日，女子可以将赤龙斩净，月事即绝，乳头可平。则古人形容“面如桃花，终日如醉。”

《悟道真机》载：“行持十月，自有信法来报，预知吉凶……使上提乳房之精血，尽化为甘露。降下丹田，结为胎息。则月水不潮，而乳头自平……”

4. 结合行气升降的呼吸方法

此种方法是在熟悉了以上的方法后，用动态的气机升降，利用吸气—停气—呼气的节律，再配合升气（吸气），停气阶段（意想用气攻病灶，消散病灶），呼气时，将病气、浊气尽量呼出（呼气时延长呼气，是吸气的2～4倍，就可以达到呼出人体的代谢之废物）。

以脑瘤为例：笔者亲自治疗并且痊愈的病人。

某女性，35岁，脑部视神经交叉处，胶质瘤，压迫神经，一个眼睛失明，一个眼睛视野只有手掌心大小。有大夫建议尽早动手术，其兄长是兰州大学医学院的博士，也建议动手术，她问我"该怎么办？""你动手术，有三种结局。第一，完全康复，没有一点后遗症；第二，致瘫致残，失明没有改善；第三，脑部水肿，导致植物人等甚至死亡，这样的比例应该是各有三分之一。你去问问主刀大夫，能不能有百分百的可能性。"后来，病人给了我3个月的时间进行治疗，我用冷灸结合呼吸吐纳的方法。

闲话细节不聊，病人当时采用的是气机升降配合呼吸方法。

具体方法是：吸气时，意想百会穴位打开，是白色气体，停气憋气时，意想气体进入脑部视神经交叉处，人体的元气（也可以观想为白细胞等），将视神经胶质瘤吞噬，并且变小，意想气体变为红色（人体的瘤子实际是局部缺氧，血液循环差，想象成红色，红细胞可以携带更多的氧气）。在呼气时，气体变为黑色深色的，人体的红细胞代谢后，静脉血也是黑色的，从脚心涌泉穴排出黑色的气体，每天1～3次。

同时要求病人做冷灸，因为冷灸可以激活病人的白细胞、淋巴细胞（详见冷灸益气法的简介），每7～10天做一次冷灸。连续三个月。病人一个月后的视力基本恢复，视野变宽。并且要求病人加强练功呼吸方法的配合。

意守呼吸时，关于人体内部颜色的配合吸气—停气—呼气4秒、8秒、10～12秒（呼气是尽量延长）白气—红气—黑气意守呼吸结合升降，对治疗疾病，还是有非常好的疗效。白气可以想象人体的元气激活（白细胞、淋巴细胞可以想象为人体中的白色士

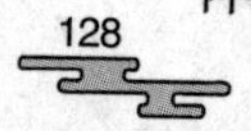

兵,银盔银甲,识别瘤细胞后,将其杀伤,红色的红细胞,携带各种养料,武器提供给士兵,并将战场上的死伤的肿瘤细胞,受伤的白细胞等等代谢废物从病灶出带走,此时红细胞变成深色黑色),人体的红细胞携带废物后,颜色自然变成静脉血是深色的,几乎越缺氧,颜色越黑。

呼气时,从脚心涌泉穴排出黑气即可。

最后可以从丹田部位将红气内收后,可以收功。

6. 周天功法配合呼吸

在调理好姿势,先采用自然呼吸,并配合逆腹式呼吸等;吸气时,从会阴提气,收腹提肛,细长匀慢,吸气之末,提气到百会穴位,如果提气到百会后,停气不宜过长(此种方法,憋气不宜太长,否则容易气火上攻),呼气之末,气归于丹田。

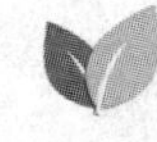

练功过程中,真气旺盛后,吸气时,沿督脉经发动,循环。

轻轻吸气,同时收腹提肛,内收小腹,舌抵上腭,收腹使气,自然到达尾闾关,并沿两肾之间命门,沿脊柱上行,再到达玉枕(后脑)而上行到头顶部的百会穴。接着改为呼气,鼓腹松肛,以意领气将气,由前部正中线,由舌尖到下颚,想咽物一样,将气咽下。再与任脉相接,沿胸腹部正中线还丹田。因为循行部位较小,故称为小周天。

小周天,又称为子午周天。

小周天的线路:从下丹田起—会阴—尾闾—命门—大椎—玉枕—百会—上丹田—中丹田—下丹田。

最好是以坐式为主,最好坐在椅子的前三分之一,这样,身体舒适,用盘腿的坐式,容易导致气血壅滞,双足发麻,甚至疼痛。

7. 最简便的呼吸方法

最简易的周天循环,吸气时,从会阴开始。会阴穴位,是前后阴之间,是任脉与冲脉的起点,吸气时从会阴穴,轻轻收腹提肛,意念提气，沿后背正中线督脉经上升，行走到两肾之间命门穴位，憋气时进入丹田（胞中），在丹田循环，呼气时，从丹田肚脐慢慢下降到会阴穴位，此是一个循环，如此反复循环后，丹田腹部，会逐渐地发热。在练功过程中，有时身体会不由自主地摇动。收气后会逐渐地停止，不用紧张。

8. 适合女性的简易周天功法

女性，建议从会阴穴提气，吸气时收腹提肛，沿后背的正中线上行到胸部脊椎骨，大致是后背的第七胸椎至阳穴位，憋气时走入从胸部，到前胸两乳之间膻中穴位，呼气时从膻中穴位沿前正中线下行走入丹田。这是一个循环。如此反复多次。最后，丹田胞中会逐渐发热，形成气团。

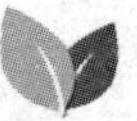

九、胎息功法

胎息方法，是高级的呼吸功法，所以将此单另列出。

胎息，是相对于正常的呼吸而言。又称为先天真息。其本意是如胎儿在母体中的呼吸，引申为以下丹田为中心的高层次的内呼吸。

相当于内丹术的炼精化气，与练气还神阶段。

人在胎儿时，没有外在后天的气血水谷的滋养，仅仅依靠脐带，连接胎儿的脏腑，五官九窍，逐渐生长发育成熟。所以通过练习，激活人体的本体的元气，推动奇经八脉的先天活动，带动脏腑，以后天修炼激活先天，再通过先天八脉，修补后天十二经脉，达到治疗疾病的目的。以下四种方法，供参考。

1. 闭息静待法

稍稍吸气后闭气不出，静静等待气海元气激动产生的腹部起伏跳动；体弱者可以闭气时间短一些，体健者闭气时间可以稍微长一些。往往可以体验感觉到“快要憋死了”的情况下，元气出于生理需要，突发的激荡跳动起来，并且来势迅猛，此时可以自然呼吸，呼吸的频率，可以根据胎息的发动的强势快慢随其自然，称之为“随息”。

2. 闭息起伏法

稍稍吸气后，闭气不出，用真空力将腹部提向胸腔，使腹部凹陷，然后再用真空力将腹部隆起，如此反复若干次随着闭息时间的延长，先天之气必然激动，促使腹部产生快速的起伏跳动，胎息启动后，用随息法。

3. 闭息隆腹法

吸气后闭气不出，腹部微微向上隆起，并尽可能保持这种状态（不要用力），随着闭息时间的延长，先天元气必然启动，促使腹部产生快速的起伏跳动，胎息启动后可以用随息法。

4. 闭息凹腹法

呼气呼尽后，闭息，腹部自然下凹，尽可能保持这种状态，随着闭息时间的延长，先天元气必然激荡，促使腹部产生快速的起伏跳动，胎息启动后可以用随息法。

胎息功法强调收功，停止胎息后，要静静地躺在原地，体会丹田的能量辐射全身产生的舒适、电流、脉冲感觉等，可以观想肚脐内有个金黄色的鸡蛋大小的光团，发出的能量，贯通联系到全身，最后内藏内收起来。

通过胎息功法的修炼，其实是通过这种方法，强调将着眼点关注在腹部，也是内丹方法的一种说法，在关注脐下后，人体的感觉有：腹部逐渐产生热流，两肾似乎有热水冲击的感觉，古人比如“肾如汤煎”，消化系统不自主的肠鸣鼓荡，排气增加，这些都是正常现象，身体或者出现发热排汗等现象。

胎息功法的适应症：大凡慢性的糖尿病、心脏病、风湿类疾病，骨关节病变，如腰椎、颈椎退行性病变，消化系统疾病，呼吸系统的如老年性慢性支气管炎、哮喘、咳嗽等，病变都可以选择用此类方法。

不管是何种功法，要求形体姿势以舒适为度，呼吸细长匀慢、意念似有似无。精神上务必放松，消除杂念，安定心神，从而调整人体脏腑、调和气血、疏通经络，达到预防疾病的目的。

大凡消化系统，如慢性肝炎、胃及十二指肠溃疡、胃下垂等；泌尿系统的如肾结石、肾积水、膀胱炎等；生殖系统包括：睾丸炎、附件炎、乳腺增生、乳房肿瘤等；内分泌系统如甲亢等病变。放松后，自然会出现，腹部的丹田的热气流，体会到两肾似汤煎、丹田火炽。

总之，功法的练习，在于排出人体的浊气 CO_2，通过功法的练习，调神、调气、调意、调呼吸，控制人体的内气，使正气充沛，这样人体的元气能够很好地抗御外在的邪气，使人体做到真气充于内，邪气不能够侵犯人体。

诗曰：

调意壮元司呼吸，
往来周天有玄机；
师传凝神入气穴，
无病无恙赛神仙。

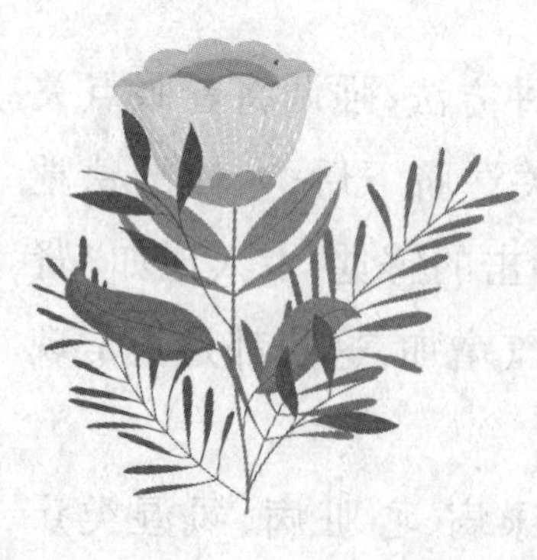

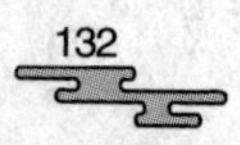

冷灸益气法

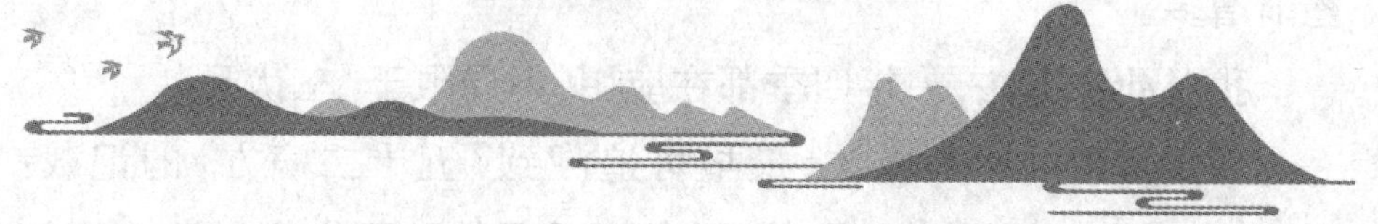

冷灸益气，就是用冷灸的方法，达到疏通经络，补益气血，调整脏腑，达到治疗疾病的目的。

冷灸是用白芥子粉为主要的成分，在辅助其他的中药粉如麻黄、甘遂、细辛、干姜等按照比例调成粉，用适量的姜汁、少量的蜂蜜调成软膏状，大小成花生米大小。据病症，选择适应的穴位，如后背的肺俞、膏肓、前面的膻中穴位等。由于对人体没有副作用，仅仅个别病人有穴位上发泡，待疱疹痊愈后，人体的元气（或者现代免疫功能），会旺盛一段时间，从而达到治疗疾病的最终目的。

冷灸疗法，即传统中医上的天灸方法，该种方法，由于操作简单，方便，绿色环保，对病人没有伤害，几乎无毒，应用患者日益增多。

该治疗方法，是中医药学中的一种独特治疗方法，人为应用对皮肤有刺激性的药物，贴敷一定的时间，刺激穴位，或者局部皮肤，使局部皮肤充血发红，或者再加上人工起泡的一种外治的治疗方法。

部分病人冷灸后，局部皮肤有色素沉着；有些病人或在局部形成水泡，类似艾灸疗法的灸疮，由于没有用热灸的方法，故名冷灸，或者天灸，大部分中医师将此种方法，应用在夏天的“三伏天”，所以又叫“三伏贴”。

该色素沉着，过段时间后，会自动消失。形成的水泡也不会形成疤痕，所以此种治疗方法，日益受到病人的青睐，应用的病人近年逐渐增多。

我对此种方法，一年四季都在应用，不局限于“三伏天”。

现代常用的冷灸方法，最早可追溯到《五十二病方》的记载：“蚖……以(芥)印其中颠”，指用白芥子泥敷贴百会穴以治疗蚖蛇咬伤的方法。

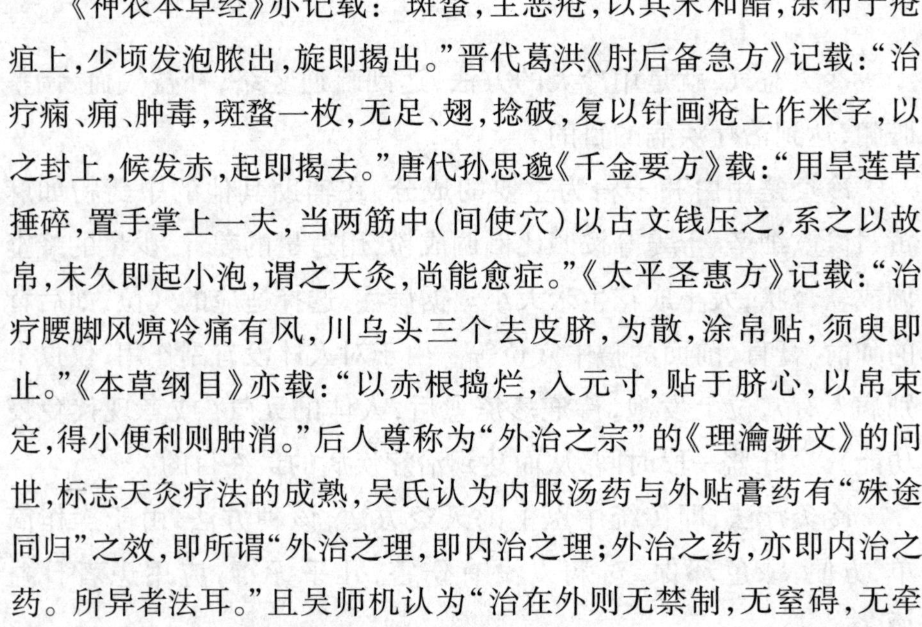

《神农本草经》亦记载：“斑蝥，主恶疮，以其末和醋，涂布于疮疽上，少顷发泡脓出，旋即揭出。”晋代葛洪《肘后备急方》记载：“治疗痈、痈、肿毒，斑蝥一枚，无足、翅，捻破，复以针画疮上作米字，以之封上，候发赤，起即揭去。”唐代孙思邈《千金要方》载：“用旱莲草捶碎，置手掌上一夫，当两筋中(间使穴)以古文钱压之，系之以故帛，未久即起小泡，谓之天灸，尚能愈症。”《太平圣惠方》记载：“治疗腰脚风痹冷痛有风，川乌头三个去皮脐，为散，涂帛贴，须臾即止。”《本草纲目》亦载：“以赤根捣烂，入元寸，贴于脐心，以帛束定，得小便利则肿消。”后人尊称为“外治之宗”的《理瀹骈文》的问世，标志天灸疗法的成熟，吴氏认为内服汤药与外贴膏药有“殊途同归”之效，即所谓“外治之理，即内治之理；外治之药，亦即内治之药。所异者法耳。”且吴师机认为“治在外则无禁制，无窒碍，无牵掣，无黏滞。”吴师机有200多个贴敷的外治方。

冷灸的药物，记载多样，有用：白芥子、鲜旱莲草、威灵仙、蒜泥贴敷，尚有斑蝥酊在皮肤上用毛笔刷涂治疗皮炎等病症等等五花八门。笔者应用过白芥子、蒜泥、斑蝥酊等，现在主要以白芥子为主要应用方剂。

一、冷灸的常用配方与操作方法

1. 白芥子灸

白芥子灸将白芥子研末调敷有关穴位，敷贴时间约 3 ~ 4 小时，以局部起泡为度。适用于风寒湿痹痛、肺结核、哮喘、口眼歪斜等病症。也可以加用其他药物治疗冷哮，基本方是：白芥子、延胡索各 30 克，甘遂、细辛各 15 克，白芷 15 克，研为末，生姜汁调末，加入适量蜂蜜，增加黏性，防止药膏水分挥发，保持适度，一般，在中国国内，在夏天三伏天贴敷时，皮肤留置时间为 2 ~ 4 小时，有些病人较敏感，可以时间稍短。冬天及天气寒冷时贴敷时间为 6 ~ 8 小时，如果病人不敏感，可以贴敷时间 12 ~ 16 小时。笔者贴敷药膏的次日，要求在贴药的背部皮肤局部，一般是后背部位的背俞穴位上，进行拔罐发泡刺激，一般拔罐 20 ~ 40 分钟，都会发泡，根据病人的状态，病越重，发泡的时间越短，病发的泡较大，如果病人没有病，一般病人是在皮肤处，仅仅发红，不会起泡的。

2. 基本方组成：白芥子 30 g，甘遂 15 g，细辛 15 g，元胡 30 g，辛夷 15 g，研末后用生姜汁调成糊状加入适量的蜂蜜，每穴涂药面 2 cm * 2 cm，持续约 2 小时后擦掉药面。可以根据病人的敏感程度，调整留药物的时间。

3. 操作方法

将病人后背暴露，一般根据病情需要，选择的穴位，取背俞穴，足太阳经脉的后背第一侧线，等穴位为主。

如：咳嗽哮喘症，取肺俞、膏肓俞、大椎，或者脾俞等穴位，胸部添加膻中，下肢可以取足三里等穴位。

将后背暴露，北方可以用红外线灯烤热，使皮肤微微发红，以增加皮肤对药物的敏感性。南方由于天气炎热，可以直接在皮肤上贴敷。

将上述中药粉剂，用姜汁调软，加入适量的蜂蜜，以增加黏稠性，同时可以保护皮肤，减轻药物对皮肤的刺激性，手工搓成花生米-大豆大小的丸药粒状，贴敷于后背等皮肤的穴位上，一般一个病人可以贴敷10个穴位左右，用透气的胶贴将药丸覆盖，夏天可以做5次左右，从夏至开始到末伏天，连续做4~5次，每10天左右做一次（头伏与中伏如果时间较长，可以加做一次）。我一般是现做现调药物，保持药物的黏性与湿度，对皮肤有一定的刺激性（我不赞成有些医生，一次性调制药丸，放到一个消毒药缸中，最后，药物用不完，药粒都放干了，对皮肤没有刺激性）。

贴敷时间，一般控制在6~10小时之间，夏天有人出汗，可以贴敷时间短一些，一般在4~6小时，冬天可以时间较长，只要不敏感，可以留置在10~14小时之间。敏感程度，也有病人的体质有关。由于是在夏天三伏天，天气最热时进行，所以一般叫“三伏贴”，我对此种方法，不局限于时间，一年四季都在进行。

本疗法从现代医学解释：刺激机体的免疫功能，调整人体的白细胞，增强淋巴细胞功能，免疫球蛋白的功能增强，从而达到治病防病的目的！将中药白芥子、麻黄等研细，用姜汁等调丸，外敷，用胶布固定，敷药时间在4~10小时之间（夏天短，冬天时间可长），将药物祛除后，局部皮肤可以发红，少数病人敷药处发泡（是正常反应），如果有泡，可以用消毒针，将泡刺破，将水放尽即可。为了达到较好的治疗效果，我对此进行了改进，专门对后背贴敷穴位处次日进行拔罐，人工促使发泡，拔罐5~20分钟，病人一般都会起泡，将泡刺破，水放尽即可，该水泡不会遗留瘢痕等。

二、主要作用及治疗疾病的机制

冷灸疗法是以中医学基础理论为指导，顺应四时特性而变通应用的一种内病外治法。通过药物对穴位的温热刺激，振奋阳气，驱

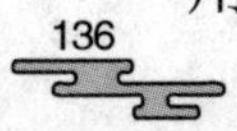

散内伏寒邪，以达清肃肺气、补肾健脾、疏通经络、调和气血的作用，从而提高机体免疫能力，预防和治疗多种系统疾病。

（一）主要作用

局部组织的刺激作用：用冷灸方法，主要是应用对局部的血管扩张，促进微循环的改善，改善周围组织的营养，甚至发泡化脓，使渗出液增加，达到消炎退肿之目的。

神经调节作用：通过局部刺激，使末梢神经纤维处于阶段性的兴奋与抑制的周期循环中（一般10天左右，贴敷一次），从而改善组织器官的功能状态，使趋于康复。

免疫调节作用：通过贴敷发泡刺激，调整机体的细胞、与体液免疫功能，激发机体的自我调节功能，从而达到治病的目的。从中医上讲，上述就是调整气血，疏通经络，调整脏腑。

（二）机制

根据现代医学研究证实，穴位敷贴的选穴多位于交感神经链附近，通过对肺交感、副交感神经的调节而改善气管、血管等部位平滑肌的舒缩及腺体分泌，降低气道高反应状态，提高机体非特异性免疫功能[①]；提高巨噬细胞的吞噬力，提高淋巴细胞转化率，增加血浆皮质醇的含量，降低血中嗜酸性细胞数量[②]。通过刺激穴位以及药物的吸收、代谢，神经-内分泌免疫系统的调节在体内生物效价明显上升，对肺部的有关物理、化学感受器产生影响，血清IgE含量降低[③]，激发了大脑皮质对自主神经的调节，药物吸收后可改善各组织的功能活动，改善机体的反应性，增强抗病能力，提高免疫力。

---

① 史宇广，单书健. 当代名医临证精华. 咳喘专辑［M］北京. 中医古籍出版社 1988. 123.

② 黄文东. 实用中医内科学［M］. 上海：上海科学技术出版社，1996：162-163.

③ 陈铭，郑希玲，郑偶然. 三伏灸疗法与ET、IGE及肺功能关系的临床研究［J］. 中医研究，2005，18（2）：44-46.

现代实验研究证明：三伏贴疗法治疗机理主要有以下几个方面。

1. 对白细胞的调节作用

孙德利[①]等研究冷灸对环磷酰胺大鼠造血功能的影响，通过选取不同浓度的斑蝥酊外涂大椎、肾俞、足三里，认为冷灸能促进化疗动物骨髓象增生活跃，缩短化疗所致白细胞的持续低值期，提前恢复白细胞数。外周血白细胞系列数目显著增加并高于对照组，而且以成熟白细胞为多。孙德利等利用环磷酰胺小鼠模型，通过斑蝥酊施灸大椎、肾俞、足三里，显示此治疗方法能增强腹腔巨噬细胞分泌粒细胞-巨噬细胞集落刺激因子（GM-CSF）等造血生长因子功能，从而促进造血干、祖细胞增殖分化，提高外周血白细胞水平。这为白血病、肿瘤的治疗提供了实验的数据支持，近几年，笔者用冷灸的方法治疗神经细胞胶质瘤的病人取得了满意的临床疗效。

2. 对T淋巴细胞的调节作用

T淋巴细胞来源于胸腺，故称T细胞。成熟T细胞定居于外周免疫器官的胸腺依赖区，介导适应性细胞免疫应答，诱导体液免疫应答[②]，引起迟发超敏反应和对靶细胞的直接杀伤作用。

郑茜等[③]观察天灸血清对过敏性哮喘大鼠肺脏和脾脏中CD4.CD8的影响，并从免疫学角度探讨其作用机制，经研究发现天灸血清可降低过敏性哮喘大鼠肺支气管和脾脏CD4/CD8的比值。杨荣雪[④]等经冷灸治疗的研究表明，冷灸对接受过化疗、白细胞数明显

---

① 孙德利，章明陈汉平等，天灸后环磷酰胺小鼠血清对淋巴细胞增值效应的影响，上海中医药大学学报[J]200014(4)：43—48.

② 曹雪涛，医学免疫学[M].北京：人民卫生出版社，2013：83.

③ 郑茜，金晶，宋晓平.天灸血清对过敏性哮喘大鼠肺脏和脾脏中CD4/CD8的影响[J].新疆中医药，2010，28(6)：7-9.

④ 杨荣雪.白血病化疗后消化系统症状观察及饮食护理[J].现代中西医结合杂志，2001，10(16)：8.

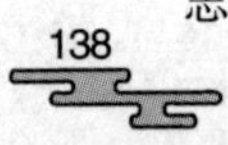

低下者，可提高癌症患者的淋巴细胞转化率，减轻抗肿瘤药物对免疫的抑制，显著增强癌症患者明显低下的 NK 细胞毒活性，提高患者的免疫功能，增强机体抗御肿瘤的能力，对癌症患者的 NK 细胞活性有双向调节作用，利于机体正常组织的恢复。

孙德利等认为，免疫细胞上有阿片受体，内源性阿片肽对免疫功能具有重要的调节作用，而天灸可以影响中枢和外周的内源性阿片肽（如 β-内啡肽内阿片肽和亮脑啡肽等）水平。

3. 对细胞因子的调节作用

细胞因子是由免疫细胞及组织分泌的在细胞间发挥相互调控作用的一类小分子可溶性多肽蛋白，细胞因子通过结合相应受体调节细胞生长分化和效应，调控免疫应答，并作用于靶细胞的特异抗体而表现其活性。细胞因子主要分为白细胞介素（IL）、干扰素（IFN）、肿瘤坏死因子（TNF）、生长因子（GF）、趋化因子和集落刺激因子（CSF）六大类。

方剑乔等[①]采用与阻塞性肺心病特征相似的小鼠模型，观察督脉上至阳、命门等穴位经过天灸治疗后有效地抑制胶原免疫小鼠 IL-1β 的水平，抑制了小鼠关节炎的发生，血清中抗 CⅡ 的 IgG 水平明显上升。

壮健[②]等选用哮喘的豚鼠模型，观察心俞、肺俞、膈俞等穴位经消喘膏敷贴后，以 IL-4 升高为主的 Th-2 优势逆转为以 IFN-γ 为主的 Th1 优势，减轻哮喘豚鼠的气道炎症。

---

① 方剑乔，刘金洪，赵天征，等. 斑蝥穴位敷贴治疗小鼠胶原性关节炎的初步观察[J]. 浙江中医学院学报，2000，24(1)：72-74.

② 壮健哮喘膏贴敷对哮喘豚鼠 Th1/Th2 类细胞因子的影响[J]]. 四川中医，2003，21(6)：13—14.

三、冷灸疗法的临床应用范围

(一)呼吸系统疾病

支气管哮喘:张氏[①]用(白芥子,甘遂、细辛、麻黄、元胡为基本方)三伏贴治疗支气管哮喘 1500 余例,总有效率为 99.07%,常用穴位是:肺俞、心俞、膈俞、膏肓、脾俞、肾俞、任脉的膻中穴;督脉的大椎穴和某些经外奇穴如百劳、定喘等。

急慢性支气管哮喘,陈氏[②]取:肺俞、风门、膏肓(双侧),外敷中药,治疗哮喘 145 例,结果总有效率 86.9%。外敷中药,组成:白芥子 30 g,甘遂 15 g,细辛 15 g,元胡 30 g 辛夷 15 g,研末后用生姜汁调成糊状,每穴涂药面 2 cm * 2 cm,持续约 2 小时后擦掉药面。

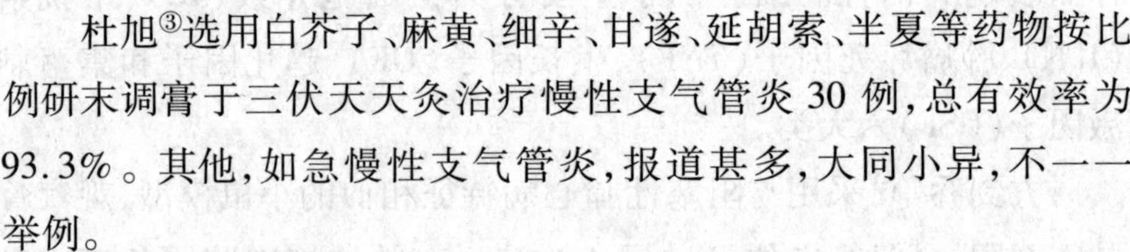

杜旭[③]选用白芥子、麻黄、细辛、甘遂、延胡索、半夏等药物按比例研末调膏于三伏天天灸治疗慢性支气管炎 30 例,总有效率为 93.3%。其他,如急慢性支气管炎,报道甚多,大同小异,不一一举例。

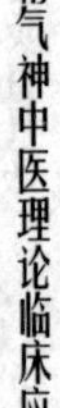

(二)风湿等骨病

广泛应用于风湿、类风湿疾病,骨性关节炎等。

冷灸不仅能通过刺激穴位以达疏通经络、调理全身经脉气血运行的作用;也可刺激皮肤的神经感受器,通过神经反射达到止痛,进而缓解关节疼痛患者的症状[④]。刘志文等[⑤]运用天灸贴穴结合独活

---

① 张庆祯邵杰毕秀英伏天贴药疗法对 1500 例支气管哮喘的疗效观察[J]. 中国中医药学报 1991.6(1)50.

② 刘国成,韩根言,穴位贴疗法治疗哮喘的疗效观察、实用中医内科杂志,1997,11(4):49.

③ 杜旭. 三伏天天灸治疗慢性支气管炎 30 例[J]吉林中医药,2010,30(12):106.

④ 韩毳,刘震. 天灸疗法刍议[J]. 天津中医,2001,18(1):29-30.

⑤ 刘志文. 赵淑平. 陈茵天灸联合独活寄. 生汤治疗膝骨关节炎 96 例广东医学,2010,31(13):1754-1755

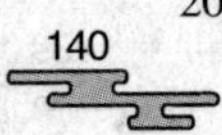

寄生汤治疗膝骨关节炎,说明天灸贴穴结合独活寄生汤治疗膝骨关节炎有较好的效果。

赵兴奎等[①]对类风湿治疗研究中,选择血沉(ESR)C-反应蛋白(CRP)免疫球蛋白(IgA、IgG、IgM)等数值,得到不同程度的改善,治疗总效率为92.5%。此类疾病应用的穴位是[②]:其中,取大椎、丰隆、方法安全简单,经济易行,并且疗效显著。三伏贴药物有细辛、白芥子、透骨草、甘遂、吴茱萸、麝香、洋金花等,制成膏药。按照患者病变部位和经络循环路线确定贴敷穴位,其中,取大椎、丰隆、曲池及阴陵泉为共同穴位。在夏季初、中、末伏的第1天各贴药1次,每次贴敷4~6小时取下,共3次。以1年为1疗程。

北京中医科学院广安门医院方法[③]:所有患者均为曾经在风湿科接受冬病夏治穴位贴敷治疗1年以上者痹痛消膏组方:主要包括羌活、荜茇、白芥子等,由中国中医科学院广安门医院制剂室提供,于每年农历夏季头伏至末伏使用。选穴均为背部双侧肝俞、脾俞、肾俞,加上命门总计7个穴位,用胶布将药物固定于局部皮肤,贴药2~6小时后去除,温水清洗局部并保持洁净。成人每次敷贴6小时。每隔10天贴敷1次,3~4次(与当年有无闰伏有关)为1个疗程。

(三)对消化系统病变有着广泛的临床应用

如各类胃痛、胃炎、浅表性胃炎,幽门螺杆菌有关的胃炎等等,临床有着广泛的报道及应用。慢性胃痛、慢性胃炎、肠易激综合征、腹泻、溃疡性结肠炎、慢性结肠炎、胃下垂等疾病,都有诸多的报道。

---

① 赵兴奎,尹楠,高花荣,三伏贴治疗类风湿性关节炎的临床研究.实用中医内科杂志,中华中医药杂志2010.25(10)1714.

② 刘国成,韩根言,穴位贴疗法治疗哮喘的疗效观察,实用中医内科杂志,中华中医药杂志2010.25(10)1714.

③ 王海隆,姜泉,冯兴华等,冬病夏治法治疗风湿痹病的回顾性研究.北京中医药2010.29(10)744

袁坚荣等[①]用白芥子 40 g、细辛 40 g、甘遂 10 g、延胡索 10 g,各研细末,治疗慢性胃痛,临用时以老姜汁将药粉末调成糊状(或者略加蜜增加黏稠性),切成大 1 cm * 1 cm 的小方块。初伏贴敷关元、中脘、天枢、足三里,中伏贴敷下脘、上脘、胃俞、上巨虚,末伏贴敷内关、公孙、脾俞,末伏后的两个庚日分别选用初伏和中伏的穴位,总有效率 87.95%。

何悦硕等[②]用吴茱萸,肉豆蔻、白芥子、延胡索、肉桂各等份研末,用生姜汁调调成膏状,在伏天贴敷中脘、天枢、关元等穴位,在伏天交替肾俞、脾俞、中脘足三里等交替关元俞、大肠俞、天枢、关元、神阙等穴位治疗腹泻,总有效率为 97.8%,施孝文[③]用白芥子散(白芥子、延胡索、甘遂、细辛等分)贴关元、气海、天枢穴位,治疗结肠炎,总效率为 93.7%。

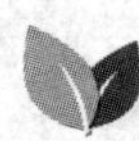

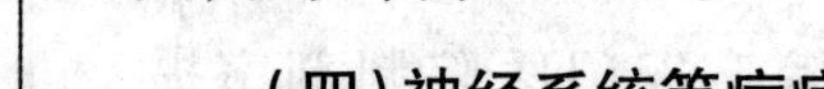

(四)神经系统等病症

张峰[④]在针刺治疗的基础上,用巴豆、斑蝥、老姜捣碎如泥,制成药膏治疗面神经麻痹 24 例,结果显效 20 例,有效 4 例,总有效率 100%。并且采用此法未见局部留有疤痕及其他不良反应。章进[⑤]以白芥子、川乌、细辛、桂枝、肉桂、白芷、山萘,碾碎以生姜汁调膏,贴敷于太渊穴治疗肩周炎 54 例,结果治愈 35 例,好转 14 例。总有效率达 90.17%。谢红亮等[⑥]用白芥子、细辛、甘遂、延胡索研末调膏在三伏天及初伏前 10 天和末伏后 10 天贴敷于颈夹脊、大

---

① 袁坚荣,刘炳权.天灸治疗虚寒性胃痛 365 例临床观察[J].jcam,2001.17(8):52.

② 何悦硕,吴耘生.天灸治疗慢性顽固性腹泻 48 例[J]上海针灸杂志 2009,28(6):352.

③ 施孝文温针合穴位贴敷治疗慢性结肠炎[J]中国针灸 200222(7):447.

④ 张峰天灸疗法治疗面神经麻痹 24 例[J].湖北中医杂志,2000,22(3):

⑤ 章进.天灸太渊穴治疗肩周炎 54 例[J].中国针灸,2004,24(9):661.

⑥ 谢红亮,陈尚杰,许琼瑜,等.三伏天灸治疗神经根型颈椎病的临床研究[J].中华中医药学刊,2010,28(10):2157.

椎、天宗、肩髃、曲池、外关、合谷穴治疗神经根型颈椎病 60 例，结果总有效率为 91.67%，还发现天灸能够增加患者 SEP 各波波幅（N9～N13），还能缩短 SEP 各波间潜伏期（N9～N13）。认为三伏天灸是治疗神经根型颈椎病的一种有效方法。

（五）妇科及儿科疾病

除此，妇科疾病，痛经、小儿遗尿症、急性乳腺炎等病症，失眠、胆结石等多种疾病，有明显的疗效。

杨海征[①]取白芥子、细辛、麻黄、附片、延胡索，研末调膏贴敷于关元、气海、三阴交、次髎穴，配合自拟暖宫去瘀汤治疗寒凝血瘀型原发性痛经 38 例，总有效率为 94.7%。魏治中等[②]采用五倍子、益智仁、桑螵蛸、金樱子、远志研末，用醋调成糊状贴敷于涌泉、神阙穴，并结合针灸治疗小儿遗尿 30 例，结果痊愈 12 例，显效 18 例，总有效率为 100%。张园园[③]以大蒜加芒硝外敷治疗急性乳腺炎 115 例，治愈 89 例，好转 26 例，总有效率 100%。莫珊等[④]以白芥子、细辛研末以蜂汁、生姜汁调膏取定喘、肺俞、脾俞、肾俞穴（5 岁以上儿童加贴天突穴），三伏天前后贴敷治疗多发性抽动症儿童 120 例，发现患儿的发声性抽动的症状评分、症状总分在治疗后 1 个月、治疗后 3 个月、治疗后 6 个月均明显低于治疗前，比较均有具有非常显著性的差异（$P<0.01$），运动性抽动的症状评分在治疗后 1 个月有明显下降（P<0.01）。

---

① 杨海征，林炳胜．暖宫去瘀汤结合天灸疗法治疗寒凝血瘀型原发性痛经 38 例［J］．中国中医药现代远程教育，2012，10（5）：152．

② 魏治中，王中林，鲍超．天灸疗法针灸结合穴位敷贴治疗小儿遗尿 30 例［J］．针灸临床杂志，2008，24（12）：21．

③ 张园园．大蒜加芒硝外敷治疗急性乳腺炎疗效观察［J］．山东中医杂志，2014，33（5）：369．

④ 莫珊，邓丽莎，李伟元，等．天灸对多发性抽动症儿童发声性抽动的疗效分析［J］．中华中医药学刊，2009，27（7）：1559

四、冷灸疗法的穴位辨证及禁忌证

(一)部分疾病的辨证取穴

普通情况下,肺系、上呼吸道炎症如咳嗽、哮喘、老慢支、支气管的急慢性炎症等等,可以选择:肺部后背部的肺俞穴,如双侧的肺俞、膏肓、气海、关元,脾俞、肾俞等。取双侧的,前面可以取膻中等,下肢可以选择足三里等等。加减变化:颈椎部位,加大椎穴;下肢加用足三里等;老慢支,可以加用膻中等。每年连续做 4 ~ 5 次,为一个疗程。

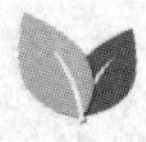

容易感冒、怕冷等阳虚体质:病人可以在夏至开始,下肢加足三里穴位。加足三里,在于补益气血,通过调整后天脾胃,以补充阳气。

关节冷痛、骨性关节炎等:后背取脾俞、肾俞、大椎、足三里(双侧)局部的如:膝眼穴(外侧膝眼是犊鼻)肘部的穴位选择曲池穴,肩胛部位取天宗穴位等。

脾胃虚弱:消化不良、腹泻、溃疡泛酸等病症,取脾俞、大肠俞、肺俞、足三里(双侧)腹部取中脘等穴位。10 天做一次,连续 4 ~ 5 次为一个疗程。

上呼吸道炎症或者扁桃体肿大:取大椎、气户(或者肺俞)局部取天突、足三里、脾俞等,用足三里在于补后天壮先天之气,增强整体的免疫功能。

痛经:可以选择腹部关元或者(中极),八髎中的次髎穴位,远端取三阴交(双侧)。

冠心病:取穴位膻中、厥阴俞、心俞、内关等。冠心病、心绞痛的病人从长远角度,病人适宜从饮食控制,少食或者不食高胆固醇的食品,减少脂肪类的摄入与自体的合成,方为根治,并非单纯地用药一途。

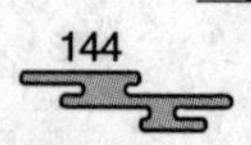

笔者有一个堂弟，某年的大年初一，躺在甘肃省中医院的急诊科的病床上，因为冠心病发作，当时急性期过后，医院要求作支架手术，他问我，手术如何我回答说"你作完后，可能缓解，也可能手术台下不来，即便缓解了，但是肯定重体力的活干不了，也许就丧失了劳力，需要别人照顾。"后来，素食一月后，病人完全康复，现在可以参加各种体力劳动，至今10余年了，也没有复发。

强直性脊柱炎病人：选择任脉经，关元、中脘、膻中；后背督脉经，选取大椎、至阳、腰阳关、命门等，膀胱经选取脾俞、肾俞、肺俞等，下肢选取足三里、三阴交等穴位。连续5次，一个疗程。每年作1～3个疗程为宜，连续3年。

（二）注意事项

（1）冷灸疗法，如果病人没有做过，要告诉病人详细的流程及做法，可能有些病人是敏感体质，药物一贴敷后，病人局部就会发红，不是所有的病人这样，有些病人会自动地起泡。

（2）如果轻度的水泡，用消毒针，将水泡刺破，将水放尽就可以了，擦净即可！不用纱布覆盖，病人皮肤会在1～2天内自动愈合。

（3）在贴敷治疗期间，病人要控制饮食，注意不要食用发物，如牛羊肉、鸡肉等海鲜、虾鱼类，以及火锅、葱蒜等发物。如果当天贴敷后，同时服用牛羊肉等一种，可能导致病人在贴药物处，水泡突然产生，越来越大，不容易控制，可能会10天内才能愈合。

（4）病人在穴位上，自已发的水泡，其程度与疾病的轻重成正比，病如果越重，则水泡也越大，随着疾病的好转，水泡会日益减轻。

（5）为了配合较好的疗效，让病人较早的痊愈，我一般都会要求慢性病人，在贴敷药物的基础上，进行拔罐发泡，发泡后，让学生或者实习生，将水泡内的水液，用毫针刺破，将水放尽。在伏天内，一般进行5～6次，可以保证一年内病人不会再次诱发各种慢性疾病，或者病会逐渐减轻。病人做过一次后，就会要求进行一个疗程的治疗，有许许多多的病人，会自动地进行3年的治疗。因为做了此种方法后，病人再也不用到医院受罪输液了，而且这种方法也经济实用。

(6)一般冷灸后的皮肤上的水泡，不用处理，将水液放尽后，1~2天内皮肤会自动愈合，不留瘢痕，只有一些轻度的色素沉着。随着时间的流逝，色素会消失的，越年轻，色素会消失得越快！

(7)如果病人没有忌口，同时又吃了发物（如肉类）等，可能皮肤恢复得会慢一些！

(8)如果病人的皮肤水泡恢复较慢，可以服用维生素C及抗过敏的氯雷他定等就可以了。

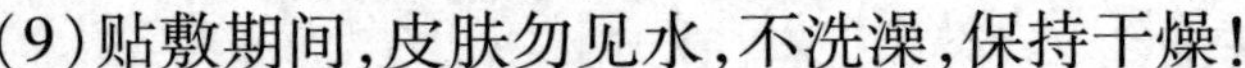

(9)贴敷期间，皮肤勿见水，不洗澡，保持干燥！

如果是自我保健防病，可以选择在四肢部位的足三里、三阴交、内关，可以自我操作，每年进行3~5次，穴位不宜多，选择2~3个穴位即可！内关穴调整上焦，足三里调整中焦，三阴交调整下焦，是上中下三焦调治法。

(三)禁忌证

不是所有的病人都适合用这种方法，孕妇不要用此种方法。

各种血液疾病的病人不适合用此种方法。处于疾病的急性发热期，不适合用此种方法。

皮肤过敏、孕妇、处于疾病急性发热期慎用或禁用！在贴药期间，禁止食用生冷海鲜、肉类，辛辣刺激食品等。

水火烧伤、烫伤，骨折等不适宜用此种方法！

(四)冷灸疗法最简易的配方

冷灸配方可以用单纯的白芥子单味药物，研粉备用。

应用时，用新鲜的姜汁，调匀，稍微加一些蜂蜜，防止药物发干，用手指捏成花生米大小的药丸，用透气的纸的胶贴，将药物贴敷于穴位上。根据季节的情况，决定贴药时间的长短，如果早上贴药

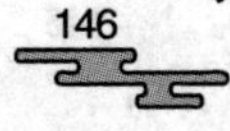

后，到夜晚皮肤不发痒，就可以将药贴留置到次日早上，如果皮肤发痒，就将药贴及时从皮肤上取掉。

贴完后，皮肤发红是正常的现象。个人经验，在皮肤发红后，可以服用发物，如鱼肉、鸡肉等，促使皮肤发红，或者发泡，如果这个水泡较小，可以让其自行吸收。较大，可以将水泡的水，用消毒针，刺破后放掉。

诗赞：

雄兵千万藏体内，
冷灸令起便争先；
未病先防手段高，
笑看凡医岂知晓！

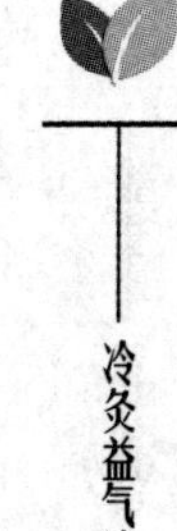

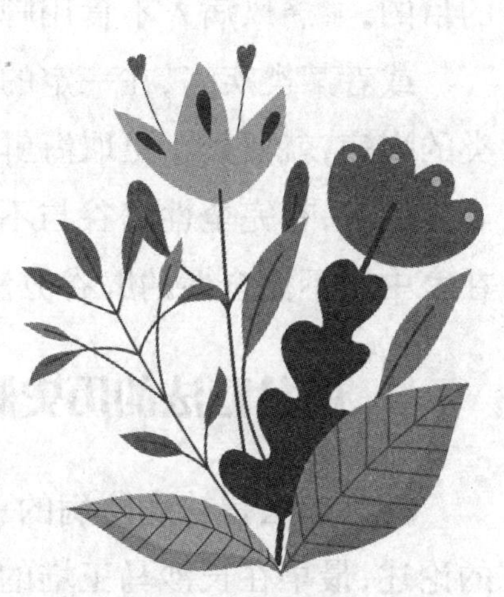

辟谷祛病法

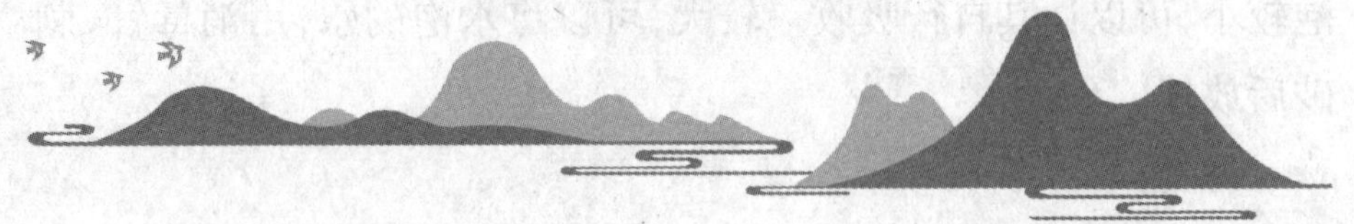

辟谷是指通过合理地控制、节制饮食一段时间，达到治疗预防疾病的方法。本书提倡的辟谷疗法有两个含义：第一，是指在一段时间内，只服用粥类的食品，达到治疗与预防疾病的目的；第二，包含一定的阶段不食用某类物质含量高的食品，以达到预防治疗疾病的目的，如痛风病人不食用啤酒、海鲜等腺嘌呤含量高的食物。

或者某类疾病，在一定的阶段要禁止摄入某类的食品。如痛风类的疾病，就要禁止摄取海鲜、啤酒、动物的内脏等。

辟谷，有完全性辟谷与不完全性辟谷，笔者推荐读者自己可以在家中用不完全性的辟谷方法，此种方法安全可靠！

一、辟谷疗法的历史渊源

辟谷疗法是祛病防病的一种独特养身方法，中国古代就有详细的论述，最早在长沙马王堆的出土资料中有《却谷食气篇》，当时与《阴阳十一脉灸经》等，写在同一幅帛书上，后在道教的文献中多有应用。

由于辟谷方法有悖于人类的正常饮食习惯，所以在民间很难推广。

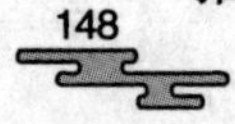

中国古代的文献中，有了诸多的记载，如吕祖吕洞宾提出"欲要长生，腹中长清，欲要不死，肠无渣滓"。葛洪的《抱朴子》记载："长生要清肠，不老须通便。"

世界各地现在都已经发现，多种疾病与人体的营养过剩有关。目前世界各国都有相关的断食与辟谷的著作问世。台湾的段木干教授著有《断食》，英国的卡林顿医学博士著有《活力·断食与营养的关系》，美国的洽士凯尔博士著有《完全的健康》，日本的小岛八郎著有《断食疗法》，均陆续问世。

二、有关辟谷断食治病健身的几种学说

(一)自身中毒学说

诺贝尔奖获得者梅基尼可夫指出，大肠中由于粪便堆积，因而产生腐败细菌，形成有害的物质，引起自身食物的慢性中毒，于是发生疾病和衰老的现象，这就是历史上有名的"自身中毒学说"。人体粪便中的各种毒素长期积存在大肠中，久而久之，导致，在欧美等西方各国，男性直肠癌是发病的第一位，就是由于各种毒素常年累计的结果。

人体的毒素来源：

(1)各种饮食的长期积累导致食物的代谢毒素积累；宿便也是肠道毒素的来源之一；其他新陈代谢。每天有数不尽的各种代谢细胞。人体的毒素沉积在身体的各部，随着年龄的增加，就会导致各种的疾病。伦敦的一名医生，从已故的死者的大肠内，取出了10公斤的陈旧的，变得像石头一样坚硬的粪便，并将其放在盛有酒精的容器中，作为陈列展品供人们参观。

(2)机体自身中毒的三个原因，不合理的饮食习惯等，懒惰不运动导致淋巴毒素不能排除。

(3)药物中的各种毒素：药物是纯粹的化学制品，在自然界中

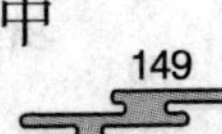

没有此类物质，所以其毒副作用及对人体的危害性，许许多多还是人类没有认识到的，有许多待认识到副作用时，已经对人体产生了不可逆转的危害性，况且，其中的许多的药品，为了上市，虚报、夸大论文数据，有个大学医学院的办公室主任讲，一个病种，一个病案讲好是多少钱，如果要完成100个病人的数据，需要交多少钱，如果是上市的药品，2期（须100例以内），3期（要至少3家医院），每家至少100例等等。将空白的病例观察表，交了钱以后，公章一盖，自己就可以去填写数据。至于临床统计的结果，完全在于论文上市的需要，自己直接填空就好了，有可能只做了几个病人的统计，所以大家不要以为新药，就是好药。其实毒副作用谁都不清楚。

是药就有副作用的，临床最好用药先从天然的药物用起，不得已再用西药，最后是手术方法等。如激素类的导致股骨头坏死，我在摩尔多瓦临床2年时间，也碰到了用激素后，导致股骨头坏死的病人，某罗马尼亚病人因为皮肤病用激素半年左右后导致双侧的股骨头坏死，在意大利置换了两个股骨头，一直下肢关节发凉，直接渗透骨髓中，提问我们中国的专家有没有方法。如果没有做手术，当然可以治愈，对于这样的后遗症，我们是没有方法的，病人只有忍耐，除非将金属的关节，从髋臼处取出。目前的水平是没有方法根治的。解热镇痛药物对人体的骨髓造血系统就有副作用，导致白血病等。

空气中的各种毒素，从肺部吸收，如房屋装修后甲醛等化学物质等会缓慢地释放到周围的环境中，有些家庭，房屋装修不久，就匆忙搬入导致小孩患白血病等等。油漆中的甲醛，可以导致白血病，一油漆工每日工作刷油漆4小时，不到10年，诱发白血病而亡。

应用的食品添加剂中，有许许多多是有副作用的，少量应用对人体危害不明，但是长期食用后，对人体是有危害的。现在已经发现的有：如火腿肠中等应用的亚硝酸钠，多用在午餐肉、火腿肠、腌制品中,有致癌作用;味精,是纯粹的化学调料;人工合成的反式脂肪,用在蛋糕、汉堡等,可以导致胆固醇增高,诱发糖尿病等;食用色素,多用在运动饮料,与水果制品中,会导致儿童多动症、癌症等。在麦片、汽水中等添加的高果糖玉米糖浆,可导致肥胖症、糖尿病、高血压病以及增加心脑血管疾病的风险。其他尚有糖浆、味精、安赛蜜、氢化植物油可以代替黄油和脂肪,用于沙拉酱及焙烤食品的加工等。这是常用的有毒添加剂。

(二)酸碱平衡学说

人体摄入的食物中,有偏酸性与偏碱性的食物,人体如果摄取的食物酸碱不平衡,就会导致人体内环境失衡,是导致人体体弱多病的原因之一。日本的大学教授片濑淡,用实验证明了如果多吃饼干糖果,会导致儿童衰弱,并以白糖饲养动物,结果发现动物不但停止发育,而且很快衰弱并导致死亡。由此实验完成了有名的“片濑学”,并认为:人体的疾病大部分是酸性食物摄入过多导致。

正常合理的饮食,是什么蔬菜都要摄入,不要偏食,不要过多地摄入如蛋白质肉类等,否则容易导致人体的酸碱平衡失常。如果经常摄入肉类,容易导致机体内的血脂剩余,填塞到血管导致心脑血管硬化等,诱发心脑血管疾病等。心脏动脉狭窄就是血脂、胆固醇等堵塞到心脏局部,最终产生冠心病。有的病人,心前区疼痛,心慌、憋闷、气短、心肌缺血等,有的病人会心源性休克而死亡!

强酸性食品:如蛋黄、奶酪、甜点、白糖、金枪鱼、比目鱼等;中酸性食品:火腿、鸡肉、猪肉、牛肉、面包、小麦等。

弱酸性食品:白米、花生、啤酒、海苔、巧克力等。

强碱性食品:葡萄、茶叶、葡萄酒、海带、柑橘类、黄瓜、胡萝卜。

中碱性食品:大豆、番茄、香蕉、草莓、菠菜等。

弱碱性食品:苹果、油菜、豆腐、梨、卷心菜、马铃薯、红豆等。常见的碱性食品有蔬菜、水果、豆类等制品,如豆腐、尚包括海带、洋葱、杏仁等。茶叶是强碱性食品。

所谓食物的酸碱是指:食物中的无机盐属于酸性或者碱性,不能用简单的味觉来判断,而食物中的酸碱性取决于矿物质的种类和含量的多少的比率而定。如钾、钠、钙、镁、铁,进入人体后为碱性反应;而磷、氯、硫、进入人体是酸性反应。

碱性食品主要是:第一、蔬菜、水果类;第二、海藻类;第三、坚果类;第四、发过芽的谷类、豆类。

要避免或者减少酸性食品的过多地摄入,第一如淀粉类;第二动物性食品;

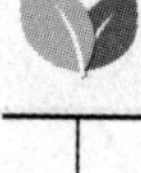

酸性食品的危害:人类的疾病大部分是酸性物质堆积过多,代谢不掉,最后导致各类疾病,其病理变化都是酸性物质,如组织胺、五羟色胺等、乳酸等大量分泌产生诸如:疼痛、水肿、局部的代谢产物就是酸性物质的组织胺、五羟色胺等。所以我们要多从食物中摄入一些碱性的物质,以中和酸性的代谢物质。

比如:疼痛、水肿、痛风的局部都是酸性物质的代谢过多,大量堆积导致。所以必须从碱性食品中以最基本的方式代谢此类物质。

如过多的食用淀粉糖类的物质,会导致骨骼的密度降低,经常喝饮料(多为酸性等),容易患龋齿,容易骨质疏松,易骨折等。

现代发现导致酸性体质的有 6 个原因:

1. 饮食不合理:我们经常食用的食物,有人统计后发现,科学的饮食酸碱比例应为 1 : 3,但是我们的生活习惯酸碱比例为 3 : 1,长期久之,就会导致人体酸性体质,并发诱发各类疾病。

2. 运动不足:多运动,出汗后可以帮助人体代谢掉多余的酸性物质,但是由于长期人类不运动,酸性物质局部排泄障碍,久之会体内酸性化。经常运动后,会将淋巴系统内的各种酸性物质排泄掉,只有运动才能将淋巴系统的酸性物质排泄掉。

3. 不良的嗜好:如烟酒等都属于酸性的物质,嗜酒时,又大鱼大

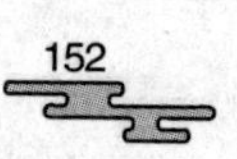

肉,过多地摄入动物酸性食品等。

4. 精神紧张:心里负担过重,内分泌神经功能会失常,导致内环境失常,最终导致人体大量分泌酸性物质,使人体呈现酸性化。

5. 生活不规律:黑白颠倒,夜晚不眠,白天不起床,与人体的生物钟颠倒,都会导致人体体质的酸性化。

6. 严重的环境污染:如食物、空气、水质等,这点也会加重人体的酸性体质。

三、辟谷疗法对机体的治疗作用

肠道,通过肠道到达全身,包括从消化道、呼吸系统及食物、水、空气、药物、化妆品等日积月累等产生的毒素较多。

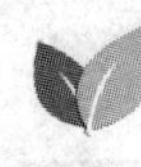

食物中的毒素如防腐剂苯甲酸钠在食品中添加。长期食用有可能导致肿瘤等,内含苯等亚硝酸钠也用于食品添加剂中,主要用于香肠、肉罐头等。

甜味剂阿斯巴甜、糖浆、合成色素等都对人体有危害,这些是国家允许的添加剂。尚有小作坊添加不允许的,国家不允许的如:三聚氰胺、苏丹红等等,有统计目前各种对人体有害的物质有 700 余种之多,功能饮料中的塑化剂、蛋糕添加剂的反式脂肪等。

如何将此类物质代谢排除到体外,就需要进行系统的辟谷疗法,才能将毒素彻底地清除。

(一)清除人体肠道系统的各种宿便垃圾

要排除人体的代谢废物:第一要通便。人体的小肠有 5 ~ 7 米长,是人体身高的 4 倍长,并且,每隔 3.5 cm 就有一个弯折,大肠有 1.5 米长,人体的小肠绒毛的面积,铺平的话将近有一个排球场大小,有 200 多个平方米。

宿便有 7 大危害:一是一切毒素的根源。宿便产生的大量毒素,降低了人体的抵抗力,诱发各种疾病。二是宿便会导致肛肠疾病。由于粪便干燥,可以引起加重肛肠疾病,如肛裂、痔疮等。三是宿便的人容易患结肠癌等。据资料显示,严重便秘病人,约有10%的人患有结肠癌。四是宿便诱发心脑血管疾病。诱发脑卒中、脑出血、心绞痛的病人不少。五是宿便引起粪便压迫肠腔,导致肠道溃疡等疾病产生。六是宿便容易诱发阴道痉挛、痛经等妇科疾病。自身的毒素,被反复吸收,导致女性面色晦暗无光,皮肤粗糙,痤疮等,月经不调等发生。七是影响大脑功能等,导致记忆力下降,诱发头痛等。

传统上认为:“欲要长生,腹中长清;欲要不死,肠中无滓”。就是强调饮食的重要性,强调不能有便秘。

人类的疾病多半是由粪便滞留在肠中而引起的。“我们吃的越多,停留在身体组织内的毒素就越多,健康的方法就是少吃(哈佛大学鲁杰士教授)。”

通过恢复肠道后,可以达到调理脾胃的功能。调理脾胃:脾胃不仅是营养之源,也是主要毒素来源。毒素排干净之后,不但增强了肠胃的吸收力,且使消化系统工作效率提高,营养吸收也跟着旺盛起来。辟谷期间,脾胃冬眠,一方面得到充分的休息,另一方面辟谷相当于将脾胃返还归零,回归到婴儿胃肠状态。这种归零,包括肠道菌群恢复、脾胃功能恢复等。

辟谷是调理脾胃病最安全最强效的方法,80%有胃病的谷友一次辟谷便可以疗愈。

(二)促进脂肪类物质的自我代谢使合成代谢加速

一般笔者在应用辟谷疗法后,一般10天左右可以减轻5~10公斤左右,方法简单,最强效的减肥法。平时人主要靠糖代谢供能,辟谷2~3天后体内糖耗尽,便自然启动脂代谢,这才进入辟谷状态。脂代谢功能顺序是这样的:通过血液把脂肪运输到肝脏,在肝脏消化代谢,进一步变成能量。所以辟谷期间代谢掉的脂肪顺序是:先血脂——内脏脂肪——皮下脂肪——蛋白质,包括血液及脏腑组织中各种垃圾都是转换能量的原料。所以辟谷减肥先减脂肪,而且先减肚子。辟谷减肥后不会变成失水蜜桃、脸容憔悴、皱纹增加,反而肌肉结实、皮光肉滑、白里透红、明艳照人。

(三)净化血液,清理血管等管道系统

血液中各种垃圾及胆固醇等物质,沉积到血管壁上,导致动脉血管的管腔狭窄,心脑血管硬化,血压持续升高,诱发病人脑血管病的发生,或者导致心血管疾病,如冠心病,心肌缺血的发生,使病人发生心源性的休克。美国华盛顿大学医学院的教授在冠心病的病人中,发现狭窄的动脉管壁上剥离的油脂类的条索状物质,实际上就是"油串子",就是胆固醇等物质的沉积。

此类物质的减少,可以避免发生各类血栓及血管的硬化,以及防止脑血管破裂发生脑出血。

机体内、心脑血管,血液发生析出、粘集或者凝固,形成固体质块,这个过程就是血栓的形成。血栓形成后,会堵塞血管,阻断血管内血液的流通,甚至完全阻塞,成为栓塞。

当代人血管越来越硬越来越脆,特别是动脉硬化发病率越来越高,而且发病群体越来越年轻,主要原因就是血脂胆固醇沉淀到血管壁上,这种血管硬化靠吃药基本没用,靠普通的运动也是很难。虽然这方面有很多的解决办法,而其中主要方法之一就是辟谷。辟谷后,物质的分解代谢相对加快,血管壁内的血栓易被溶解而使血流通畅。沉积于动脉内膜的脂质也会分解析出,全身各脏腑均获得排毒和血液滋养,动脉管壁软化,对心脑血管病有益。

(四)清除机体的有害物质净化内环境

人体是个高效运转的生物机械。机械手表等运转一定的时间,就要清洗如此方能走得准确。汽车跑半年一年,就要大修一次,将发动机等换机油,更换油及空气的滤清器等,这样汽车才能寿命延长。家庭的下水等管道,一定的时间就会发生阻塞,需要及时的疏通,否则不能正常的使用,道理是相同的。

人体内各种有害的物质沉积在体内,要靠几种方式将毒素排出,包括大小便、汗液、呼吸共四种方式。

人体代谢的过程中,酸性代谢物质过多就会导致人体的细胞酸中毒,血管内的管壁上脂肪类的物质过多了就会管腔狭窄,诱发血管硬化,或者堵塞,或者血管破裂,导致脑出血等。所以人体要不断地清除自身积蓄的各种毒素与有害物质,就可以采取辟谷断食的方法。机体在辟谷断食的情况下,机体可以通过自我的"净化",达到自我分解与排泄毒素的目的。

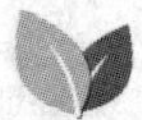

人体如果过多的服用一种物质,就会导致人体衰弱,如日本有学者用白糖饲养动物最终导致动物不但停止发育,而且很快衰弱直至死亡,由此完成了"片濑学",主张将食物分为二种"碱性食物"与"酸性食物",人体如果摄取的食物酸碱不平衡,就会导致体弱多病。人体的大部分疾病都是偏酸性体质导致的,如肿瘤、心脑血管疾病、风湿类、痛风、消渴症等(糖尿病)等。

依靠自身的这种方法,医学上称为"自身融解",先融解多糖类脂肪,再融解弱化或病变的蛋白质,如肿瘤、息肉、癌变细胞等;再融解全身分泌管道,尤其血管里附着的废物及血液里的凝块和污浊物。这些病毒、废物、脂肪的利用和燃烧,医学上称为"自身融解"。这就是辟谷能减肥及防病治病的科学依据。并能将体内寒、湿、瘀、滞等各种毒邪之气以及各种病气逼出体外,清除病灶和疾病隐患。

我们空气中、食物、水,以及各种的药品中有多种形形色色的化学物质,这些物质多对人体有害,积蓄在人体上,久之,就会对人体或多或少产生副作用,人到中老年以后,就会得各种疾病。食品添加剂中有诸多的对人体有害的物质,如三聚氰胺,苏丹红、地沟油、防腐剂等等七百种之多。还不包括人体经常服用的药物,其实服用的药物，对人体的危害会更大。每种化学药品对人体的危害会有 N 多种的副作用。

（五）增强机体的免疫功能

人体经常辟谷治疗阶段的，第一周，白细胞没有增加，在第 7 天到 10 天，白细胞数量逐渐增加，到第 10 天后迅速增加，甚至超过的正常的 2 倍。由于白细胞数量的增加，白细胞就有对外来细菌等异物进行吞噬消灭的作用，仅此，就可以提高机体的非特异性免疫功能。

浙江省中医药研究院的黄光华等人进行了辟谷前后免疫球蛋白的研究，对辟谷者进行胃系统的研究，每天服用 700 mL 的白开水，再加上生理盐水 1150 mL，40℃的蜂蜜水 100 mL，不给其他的任何食物，仅对免疫球蛋白一项 IgG，辟谷前为：1 562 mg/mL，第 10 天 IgG 的数字为 2 013 mg/mL，辟谷 21 天后又降到辟谷前的水平。从上两项研究辟谷疗法对机体的免疫功能有增强作用。

现代发现辟谷对神经系统功能也有极大的促进与恢复治疗作用。总之辟谷疗法对机体的多个系统都有积极作用。

四、辟谷的具体方法

自然界的动物有许许多多有冬眠的习惯，有的冬眠可以在好长时间不吃不喝。而我们的辟谷疗法，并非绝对的不吃不喝，是允许机体在减少食入量的基础上进行自我调控的，所以不会导致机体缺乏营养的。

有人在进行过极限的条件下发现，人在光喝水不吃其他食物，人体可以在 54 天内，维持正常的生命活动，所以不要担心辟谷对机体会有不好的副作用，会导致机体免疫功能低下等。

辟谷有 2 天半的操作，有进行 1 周的方法，尚有 15 天的操作等具体的方法（表 1，表 2）。

表1 2天半的辟谷方法

	早餐	中餐	晚餐
星期五	正常	正常	大米粥
周六	米粥200 mL	豆浆一杯	牛奶200 mL
星期日	牛奶200 mL	米粥200 mL	豆浆一杯

备注:可以在两餐之间,每天加水果一个,水一杯。蔬菜可以加量50克左右,要细嚼慢咽。水果如苹果、梨等。不能食用肉类、面包等。

表2 一周的辟谷养生方法

	早餐	午餐	晚餐	备注
第1天	米粥一碗	米粥或者豆浆一碗	牛奶一碗	加蔬菜50克
第2天	豆浆一碗	米粥一碗	同上	中间加水果一个
第3天	米粥一碗	豆浆一碗	米粥一碗	加蔬菜50克
第4天	豆浆一碗	米粥一碗	牛奶一碗	
第5天	米粥一碗	面条一碗	牛奶一杯	
第6天	原来正常进食的饭量的二分之一。适量炒菜。			
第7天	恢复正常进食			

五、辟谷疗法的适应证

从目前的临床应用来看,临床上如肥胖症、高血压病、冠心病、眩晕症、脑血管疾病,哮喘病症、颈椎病、失眠症、痛经、风湿病等,神经官能症、乳腺增生、痛经、近视等等,共计报道有40余种的疾病可以使用辟谷疗法。

(1)一般高血压:普通的高血压病人,经过15天的断食辟谷治疗后,血压就会自然下降趋于正常。如果血压再次升高,则需要进行再次的辟谷治疗,直到血压完全正常。

(2)心脏病:普通的心脏病,一般辟谷治疗10天左右可以治愈。

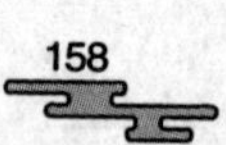

(3)哮喘：一般的哮喘，一般断食治疗10天，需要重复5~6次。我临床用冷灸方法的效果，治疗哮喘效果明显。建议一般配合冷灸方法为主。

(4)糖尿病：糖尿病的病人需要辟谷断食治疗时间就是15天，待体力恢复后再进行2次的辟谷治疗，胰岛素有可能恢复正常的分泌。在临床中发现，需配合针灸疗效明显，效果稳定。

(5)癫痫病：一般需要进行15天左右的辟谷，重症的病人，需要进行2次的重复辟谷治疗。如果在辟谷期间病人很少发作，若有反应，则必将好得更快。期间如果病人有发烧、呕吐等症状，可以适当地减少断食辟谷的时间，待体力恢复后可以再进行2次断食。

(6)肥胖症的治疗：一般辟谷重复治疗几次。一次可以在10天5~7公斤，经过10天左右的恢复普通饮食后，再进行2次的辟谷治疗，这样重复治疗2次~3次后，可以恢复到正常的体重。

(7)便秘与腹泻：长期便秘的病人或者腹泻的病人，首先要调整饮食结构，如果不愈可以用辟谷的方法进行治疗，年轻的病人一般可以在10天左右的辟谷时间治愈；中年以上的病人需要在2~3次的辟谷，方能治愈。

便秘的根本原因：是蔬菜类的摄入偏少，这是其一，或者是肉食类的食品摄入过多，适当减少；老年人如果卧床时间过长，肠胃不蠕动，或者蠕动减少，也容易便秘，所以每天要适当的散步，用四肢的活动，刺激肠胃的缓慢的蠕动。

(8)慢性肠胃溃疡：慢性肠胃溃疡，多是酸性体质有关。首先要改变饮食结构，少食糖类及酸性的食品。如果病人到了溃疡吐血的程度，不适合用辟谷的方法，否则会加重疾病。首要的方法是病人在空腹时，如早晚上，可以空腹服用生的鸡蛋黄(打碎)，可以基本痊愈；或者再配合辟谷方法，一般轻度的胃肠溃疡，需要在7~10天的辟谷断食时间，稍重的病人需要10~15天的时间通过2次的辟谷,一般可以彻底地治愈。

一般根据溃疡的程度,来制定断食的时间长短,普通的溃疡治疗周期,在 7 ~ 10 天可以治愈。稍重一些的溃疡,在 10 ~ 15 天可以治愈。如果一次不能够治愈,可以再进行一次辟谷断食的治疗。

(9)腰椎间盘突出症:腰椎间盘突出症,多与人体过于肥胖后,腰部的负荷明显加重,所以在机体不能承受过多的负荷后,某一个阶段,腰椎的一个椎间盘就会在最薄弱的力量处释放压力,诱发出神经根受挤压的症状,所以肢体会产生出下肢坐骨神经丛被挤压的症状,由于受挤压椎间盘的位置不同,所以表现的症状也会有不同,有时表现为大腿,有时表现为小腿,或者有时为脚底板,或者脚趾的疼痛。

六、辟谷疗法的注意事项

1. 初次辟谷时,要有心理准备,消除对辟谷疗法的无知与恐惧!有些人问我:薛主任,人就要靠吃饭,摄入热量与营养,要控制几天不吃饭,人能抗住吗?我回答说:许多动物冬天要冬眠,不吃不喝光睡觉,几个月甚至更长,也没有饿死!冬天,西藏的牛羊,只是吃一些干草,或者喝些冷的雪水,也没有缺乏营养。现在的疾病大部分是营养过剩,用辟谷疗法效果最好!人在极端的条件下,有人钻到地下溶洞被困,最长时间达到 45 天,只喝了一些溶洞中的地下水,没有任何食物补充,被救出后,还是有生命体征的,所以不要怕这种疗法!何况我们只是控制某类食物的摄入,不是绝对的不吃不喝!水是保证的,其他的要控制量的摄入!

2. 辟谷疗法,辟谷期间:每天必须补充喝 800 mL 的生水,或者纯净水。

3. 辟谷疗法治疗血脂高,高血压。笔者经验疗效持续稳定一般 2 周左右,逐渐控制血压至正常范围,血脂也会逐渐恢复到正常范

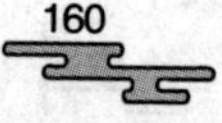

围。要将药物逐渐停止,不要贸然骤停。关于有些西医专家谈到:如终身用药,不能停止的问题,西医认为有些疾病,是终身服药,不能停止用药。终身用药这个问题,本身就不符合哲学理念,是错误的思想,其前提是指:否认人是个有动态的生命体,认为人没有自愈能力,这本身就是错误的前提! 在人的正气逐渐恢复的情况下,是可以逐渐停药的!

4. 控制肥胖的体会:笔者经验减肥可以在 10 ~ 15 天控制下降 5 ~ 7 kg。

5. 断食期间,禁止房事!

6. 可以适当地做些散步,简单的体操,太极等。不要太劳累!

7. 辟谷结束后,不要快速补食,补食要从简单的清汤米汤开始,逐渐过渡到固体食物!

8. 如果断食 1 周以上,要有医生监护随时做血压等测量,心脏病等重病人要随时观测身体的各项指标。

9. 辟谷结束后,疾病会逐渐好转,或者一部分指标好转,仅仅是做了一个基础的治疗,还需要其他方面的配合!

要治愈疾病,还必须配合其他的综合方法,达到治愈疾病的目的。

诗曰:

生老病死皆天然,
恣意贪食病千般;
若能晓得辟谷意,
延年益寿百病消!

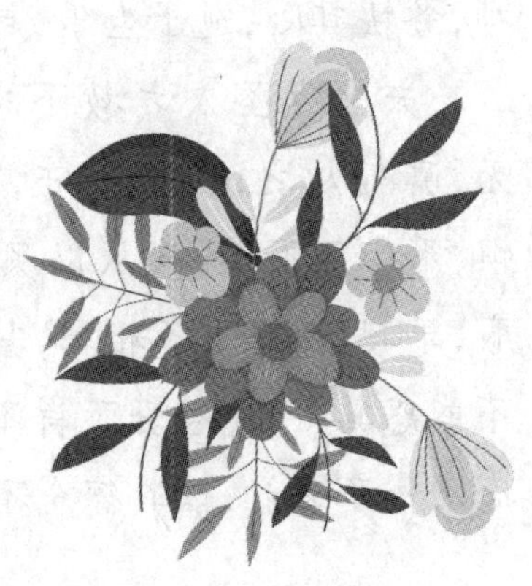

经典选录

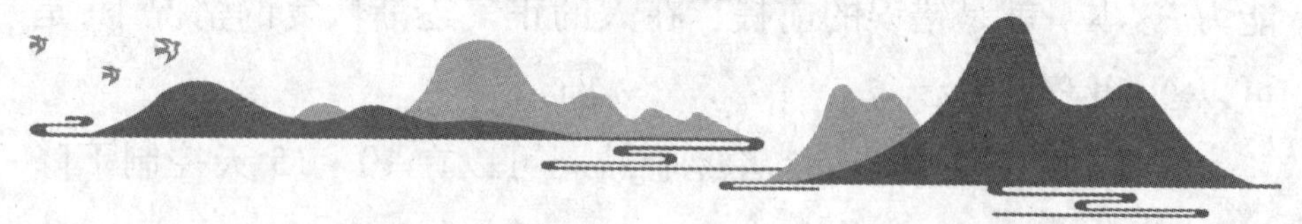

一、《黄帝内经》论养生

《内经·上古天真论》载：昔在黄帝，生而神灵……乃问于天师曰：余闻上古之人，春秋皆度百岁，而动作不衰；今时之人，年半百而动作皆衰者，时世异耶？人将失之耶？岐伯对曰：上古之人，其知道者，法于阴阳，和于术数，食饮有节，起居有常，不妄作劳，故能形与神俱，而尽终其天年，度百岁乃去。今时之人不然也，以酒为浆，以妄为常，醉以入房，以欲竭其精，以耗散其真，不知持满，不时御神，务快其心，逆于生乐，起居无节，故半百而衰也。

夫上古圣人之教下也，皆谓之虚邪贼风，避之有时，恬淡虚无，真气从之，精神内守，病安从来。是以志闲而少欲，心安而不惧，形劳而不倦，气从以顺，各从其欲，皆得所愿。故美其食，任其服，乐其俗，高下不相慕，其民故曰朴。是以嗜欲不能劳其目，淫邪不能惑其心，愚智贤不肖不惧于物，故合于道。所以能年皆度百岁而动作不衰者，以其德全不危也。

释文:

《内经·上古天真论》记载:从前的黄帝,生来非常聪明……黄帝问岐伯说:我听说上古时代的人,年龄都能超过百岁,动作却不显衰老;现代的人,年龄刚过半百,动作姿态衰弱,这是时代不同造成的?或者是现代人已经不懂养生的方法?岐伯回答说:上古时代,懂养生的人,能够取法与天地阴阳的变化而加以适应,调和养生的方法,使之适合,饮食有所节制,作息有规律,不过度操劳,所以能保持形体与精神的最佳状态,活到天赋的自然年龄,超过百岁才离开人世。现代的人,就不是这样了,把酒当作水浆,以过度的劳作作为正常状态,酒醉后行房事,纵欲耗精,导致耗尽先天真气,不知道保持后天的肾精以滋养先天的,不善于统驭心神,而专求外在的一时之快感,忤逆自然的喜乐,起居作息毫无规律,所以到半百之年就已经衰老!

古代懂养生的先哲圣人在教导普通人的时候,总要讲到精气虚时(气血虚),外在的病邪会乘虚而入,要及时避免虚邪的状态,心情平和安详,心神守于内,这样,疾病就不会发生。因此,人们就可以心志不累,减少欲望,心神安和,没有焦虑,形体劳作但不疲倦,人体真气顺畅,脏腑各司其职,人都能如愿的生活,不受疾病之苦,不论吃什么,都感觉甘美,随便穿什么衣服,都觉得满意,大家都喜爱自己的风俗习尚,社会地位高低不同,都不相倾慕,所以这些人称得上是民风淳朴。任何不正当的嗜好都不会引起他们的注目,任何过度蛊惑心性的事情,不能惑乱他们的心志,无论愚笨的、聪明的、能力大的、能力小的,都不因外界事物的变化而使心神焦虑动荡,所以符合养生之道。所以能年龄超过百岁,而动作不显得衰老,因为五德内存,精神内守,外邪不能侵犯人体之故。

二、老庄论养生

“天地不仁，以万物为刍狗[①]（《道德经》五章）。”

“天长地久。天地之所以能长久者，以其不自生，故能长生。是以圣人后其身而身先，外其身而身存。非以其无私耶？惟其无私，故能成其私。”（《道德经》七章）

“专气致柔，能婴儿乎？”《道德经》十章“含德之厚，比于赤子，毒虫不螫，猛兽不据，攫鸟不博；骨弱筋强而握固。未知牝牡之合而朘作，精之至；终日号而不嘎，和之至也（《道德经》五十五章）。”

“祸莫大于不知足；咎莫大于欲得。故知足之足，常足矣（《道德经》四十六章）。”

“见素抱朴，少私寡欲（《道德经》十九章）。”

“至道之精，窈窈冥冥，至道之极，昏昏默默，无视无听，抱神以静，形将自正，必静必清，无劳汝形，无摇汝精，乃可以长生，目无所见，耳无所闻，心无所知，汝神将守形，形乃长生……天地有官，阴阳有藏，慎守汝身，物将自壮，我守其一，以处其和（《庄子·在宥》）。”

释文：

“天地没有私仁，将万物当作祭祀的小狗一样，任其自生自灭。”

《道德经》五章“天长地久。天地之所以能长久者，因为天地不为自己谋求，反而能够长生。所以有德之圣人，懂得谦让退后，反而成为领袖；懂得将自己的私欲置于身外，反而可以保全自身。难道是圣人没有私心吗？正因为是圣人没有私心，对大众公平对待，所

---

① 《道德经》五章：即天地无有私仁、私心，故万物各取所需，各为所用；刍狗，原义指用野草扎成的狗形。古代人祭祀时，普通事情，用草扎成的动物，如狗类来代替。

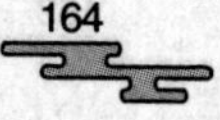

以大家都拥护圣人(《道德经》七章)。”

“专守精气使气机不乱,则形体应之如婴儿般柔顺(《道德经》十章)?”

“赤子婴儿,与天地万物无异,德性深厚,就连野兽猛禽都会与之亲近,毒虫(蜂蝎)不蛰他,虎豹猛兽不会伤害他,鹰隼猛禽不会用翅膀利爪搏击他。筋骨柔弱但是小拳头握得很牢固,虽然不懂得雌雄(男女)交合而生殖器却常常勃起,因为他的精气充沛。即便终日号哭,但是嗓子并不因此嘶哑,因为他的元气醇和(《道德经》五十五章)。”

“人类最大的祸害是不知足,最大的过失是贪得的欲望。知道什么地方该满足的人,永远是满足的!”《道德经》四十六章“保持自然原有的原始本色,减少私欲杂念(《道德经》十九章)。”

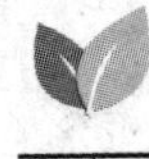

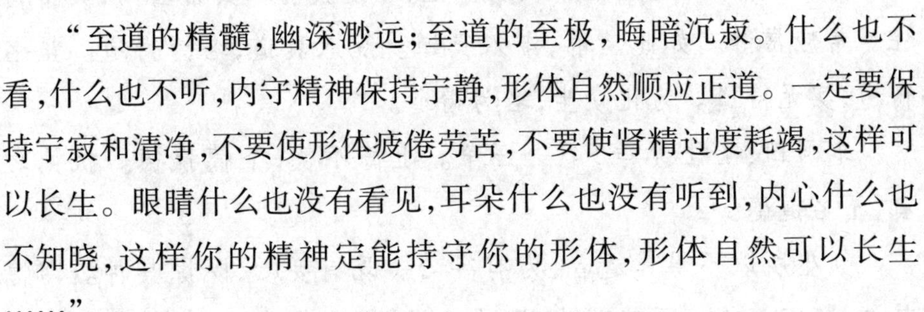

“至道的精髓,幽深渺远;至道的至极,晦暗沉寂。什么也不看,什么也不听,内守精神保持宁静,形体自然顺应正道。一定要保持宁寂和清净,不要使形体疲倦劳苦,不要使肾精过度耗竭,这样可以长生。眼睛什么也没有看见,耳朵什么也没有听到,内心什么也不知晓,这样你的精神定能持守你的形体,形体自然可以长生……”

“天和地都各有主宰,阴和阳都各有所藏,谨慎地守护你的身形,万物将自然地成长。我持守着浑一的大道,保持阴阳二气的调和(《庄子·在宥》)。”

三、清净经

老君曰:大道无形,生育天地。大道无情,运行日月,长养万物。吾不知其名,强名曰“道”。

夫道者,有清有浊,有动有静。天清地浊,天动地静。男清女浊,男动女静。降本流末,而生万物。

清者，浊之源。动者，静之基。人能常清静，天地悉皆归。夫人神好清，而心扰之。

人心好静，而欲牵之。若能常遣其欲，而心自清。澄其心，而神自清。

自然六欲不生，三毒消灭。

所以不能者，为心未澄，欲未遣也。能遣之者，内观其心，心无其心。

外观其形，形无其形。远观其物，物无其物。三者既悟，惟见于空。

观空亦空，空无所空，所空既无，无无亦无。无无既无，湛然常寂。

寂无所寂，欲岂能生？欲既不生，即是真静。真常应物，真常得住。常应常静。如此清静，渐入真道。既入真道，名为得道。虽名得道，实无得道。为化众生，名为得道。

老君曰：上士无争，下士好争。上德不德，下德执德。执德之者，不名道德。

众生所以不得真道者，为有妄心。既有妄心，既惊其神。即惊其神，即着万物。既着万物，即生贪求；即生贪求，即是烦恼。烦恼妄想，忧苦身心。便遭浊辱，流浪生死。常沉苦海。永失真心。

真常之道，悟者自得。得悟道者，常清静矣。

释文：

太上老君说：天地之间，看起来是空的，本来没有什么形体可言，可是天地之间，虽然没有形体，却能生出天地之间的一切有生命的动物与植物，以及无生命的沙土，石头及万种物体，天与地的运转，本来就没有感情的存在，但是却互相联系，不停地旋转，好似有感情的存在。天与地的空间，它都不知道自己的名字，可以称呼它；虽然没有名字，但是却能滋养生育万物，使万物得以成长，这的确是

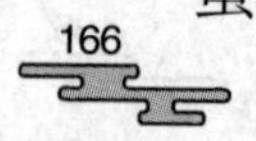

一个很玄妙的问题，连我（老子）也不知道要怎样去称呼它，就勉强给它取个名字，叫做“道”吧！

“道”的确太玄妙了！有时候，有些地方是清清净净的，有些地方就显得浑浊不明。有些地方呈现动态活动状，有些地方呈现寂静沉默。天空呈现清净，大地表现出浑浊。天体日月是流动的，而大地属于静止的。男子属于清阳之体，女子属于浊阴之体，男子表现外在、活动的，女子表现内在、静止的，天地阴阳相合而生养万物。

清净是污浊的源头，如水流在上游为清，在下游则显污浊。外在表现是活动，但是内在清净为基础。如果内心没有私欲保持清净，则天地清浊动静都要归纳在你的本性之中。

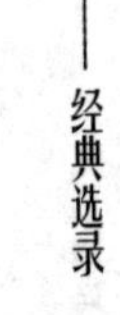

上天所给予人的心性元神，本来是纯洁无染的，虚空无碍的。而受到人心的惑乱。人心原本是无欲无嗜，也是安静的，逐渐长大后，容易受到私欲及情欲的牵引。如果能灭除人体的私欲杂念（包含情欲及物欲两种），则内心自然清净。

消除各种欲念妄心，自然元神本性清净，空无挂碍。自然人体的眼耳鼻舌身意六种欲望不会产生，贪嗔痴三毒消灭。有些人不能做到，是因为心性没有澄清，欲望没有除尽的缘故。能够遣除这些欲望，内心达到清净的地步，则内观其心，心中没有任何的杂念。你在往外看一切形体，这些形体也不是单纯的形体了！就是瞭望远处的物体，也不是什么物体了。

这种心、形、物三者，都能了悟一切都是虚幻不定的！

能够这样的话，观察虚幻不定的也是空灵的，将这个虚幻不定的能够看透，自然一切都没有了，空到极点，无所再空，一切都是虚幻假象。既然一切都没有了，心性之中还有什么可以存在呢？本来无一物。

“无无既无，湛然常寂，”这个“无”字，最后都不应该存在，因为有所在，就不是真空，如何能生妙有呢？既然“无”的名字“无”的功夫都没有了,这时方算入于清幽长久的寂静。

寂静到了极点,也不知道其所寂了。私欲杂念,怎能再生起来,妄欲杂念不生,这才是真实的内心清净。

太上老君说:上等的贤人,因他深明大义,故没有什么争贪。下等的愚人,因执着私见,不察情理,总是喜好争贪。上等有德之人,恩施他人及万物,不以为是德。下等无德的人,做一点有德的事,便自持有德了,自认为有德之人,不能说是懂道德。

众生之所以不得真道者,是因为有私欲妄心。妄心一动,就会惊扰"识神",识神一动,心神外驰,则执着外界万物,便产生索取贪婪占有的妄心,求之不得,便生无尽的烦恼。

对于万事万物,求之不得,或得之怕失,或所得非所求,等等便会产生诸多烦恼,诸多的烦恼妄想,时时刻刻扰乱内心的安静,如此,内心失去清净,便产生污浊耻辱,心神流浪于外,永久沉沦在无边的苦恼,永远的迷失了修道的真心。

真实不虚,长久不变的圣道,有悟性的人,自然明了其中的真意,内心清净!

四、《胎息经》

胎从伏气中结,气从有胎中息。气入身来为之生,神去离形为之死。知神气可以长生,固守虚无,以养神气。神行即气行,神住即气住。若欲长生,神气相注。心不动念,无来无去;不出不入,自然常住。勤而行之,是真道路。

释文:

胎息者,调息气非从口鼻出入,意气从脐出入,调得极细,如在胞胎中,故名胎息。

神气相守于丹田,丹田为气之根源,而口鼻为呼吸之外道。意守丹田,呼吸绵长,神气相养,如胎在母腹,全赖元气呼吸,非口鼻之

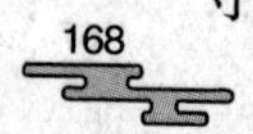

功。守神于身内，气伏于下焦丹田，即为内丹，丹田气盛，则元气充沛。神气相守，则元气不散。神气不散，藏之于内，则为生生不息之动力，神驰于外，则神气离形，离死不远。

固守虚无为圣人，虚心养神，保气养精，不为外境爱欲所牵。虚者，虚其心；无者无其身。虚其心，则神自清；无其身，则气自清。能清能静则神气自养。《素问·上古天真论》载："恬淡虚无，真气从之，精神内守，病安从来"。

神之与气，是一非二。无气则神无依，无神则气无主。故神动则气动，神不动则气亦不动。息息相依，胎息可成；神宁气定，形神安和，自然长生。

心不起妄念，无动荡起伏，不为六贼所害，神清气静。勤久行之，是修真长生的道路。

五、管子养生论

有气则生，无气则死，生者以其气。《管子·枢言》。

译：有气便可以生存，无气就会死亡，生存者，是因为有气。

虚其欲，神将入舍，扫除不洁，神乃留处。《管子·心术》。

译：去掉嗜欲，"神"就能进入身体……

精存自生，其外安荣，内藏以为泉源，浩然和平，以为气渊。源之不涸，四肢乃固；泉之不竭，九窍随通。乃能穷天地，被四海；中无惑意，外无邪菑（菑：灾害即災害）；心全于中，形全于外；不逢天菑（zi），不遇人害，谓之圣人。《管子·内业》。

译文："精"存于体内，就会自然生长，表现在形体外面，就是安详、皮肤荣泽，"精"藏于内部就是不竭的源泉，它浩然和平，是气的根源。渊海不干涸，四肢才能坚强；泉源不枯竭，九窍才能畅通。这样，就能穷通天地之间，遍及四海万物。心中没有迷乱的想法（有主见、正见），外就没有邪恶的灾祸；心能宝全于内，形体宝全于外，不会遭受天灾，不会遇到人祸，这样的人就是圣人。

六、《陆地仙经》导引法

淡食多能补[①]，搓涂自助颜[②]，运睛除眼翳[③]，掩耳去头旋[④]，叩齿无牙病[⑤]，兜囊治感寒[⑥]，鼓呵消积聚，猿臂和营卫，熊经免痰涎。爱惜精与气，子午固元关，托踏[⑦]应无病，三眠魂自安，饮食必节制，起居要慎焉，多行阴骘事，莫作身后冤，遵行勿间断，可为陆地仙。

七、长生十六字妙诀

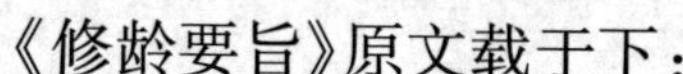

《修龄要旨》原文载于下：

“一吸便提，气气归脐；一提便咽，水火便见。”

上十六字，又称为仙家十六锭金，乃是至简至易之妙诀……只于一日二六时中，略得空闲，及行住坐卧，意一到处，便可行之。口中先漱津三五次，舌搅上下腭，仍以舌抵上腭，满口津生，连津咽下，汩然有声。随于鼻中吸清气一口，以意会及心目，寂然直送至腹

① 淡食多能补：肥浓能滑人肠，令人生痰。故早饭淡而早，午饭厚而饱，晚饭须要少，若能常如此，无病直到老。无味之嗜，在负重辛苦之人自不可缺，而修养者但当渐减之，则谷气壮而真气长，并无疾之为害。

② 搓涂自助颜：指先唾津敷面，后将掌搓热，向面上搓数遍，或睡时，或醒时，或清晨行之，俱无不可。

③ 运睛除眼翳：紧闭目转睛，或顺时针，或逆时针各 7 次，忽然大睁急视，自觉眼内热气等。转睛时宜闭气，睁眼时口鼻尽力张开，呵出浊气，吸入清气各 7 次。

④ 掩耳去头旋：每清晨或临睡时，两手搓耳热，两掌急掩住耳，左右回顾扭转各 7 次，又尽力低头如鸟啄食状，点头 7 次，呵出浊气 7 次，永无头目眩晕之患。

⑤ 叩齿无牙病：每日叩齿 36 次，或睡醒时作，永无虫牙之患；凡大小便时宜咬牙闭唇，自无牙患。《诸病源候论》记载：“鸡鸣时，常扣齿三十六下，长行之，齿不蠹虫，令人齿牢。”蠹虫，即现在的龋齿。

⑥ 兜囊治感寒：两手兜住外肾，闭气低头，至气促张口呵之，如此 7 次，再盘膝而坐，鼻纳清气。可避免伤寒发热外感头痛之疾患。

⑦ 托踏：指两手上托，如举千斤，两脚踏地，如树石柱，尽力上托，闭气不出，待气促，徐徐呵之，每清晨或食后行之，百病皆除。

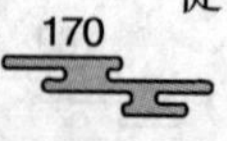

脐下一寸三分丹田元海之中，略存一存，谓之一吸。随用下部轻轻如忍便状，以意力提起使归脐；次连及夹脊双关、肾门，一路提上，直至后顶玉枕关，透入泥丸顶内。其升而上之，亦不觉气之上出，谓之一呼。一呼一吸，谓之一息。气即上升，随又似前汩然有声咽下，鼻吸清气，送至丹田；稍存一存，又自下部如前轻轻提上，与脐相接而上，所谓气气归脐，寿与天齐矣。

凡咽下，口中有液愈妙，无液亦要汩然有声咽之。如是一咽一提，或三五口，或七九，或二十四口，药性即行，要止及即止。只要不忘，作为正事，不使间断，方为精进。久久行之，却病延年，百疾不作，安健胜常。行之一年，永绝感冒，耳目聪明，心力强记，宿疾俱瘳，长生可望。

八、《百字碑》

养气忘言守，降心为不为。动静知宗祖，无事更难寻，真常须应物，应物要不迷。

不迷性自住，性住气自回。气回丹自结，壶中配坎离，阴阳生反复，普化一声雷。

白云朝升上，甘露撒须弥。自饮长生酒，逍遥谁得知，坐听无弦曲，明通造化机。

都来二十句，端的上天梯。

释文：练习导引养气的方法，其要在于意守丹田，排除杂念，忘记人我、物我等。入静时，内视于脐内，心息相依，降伏一切思想上的一切杂念。待真气发动之后，就会知道丹田实为人身气机之根；养气达到神归气穴，日久功深之后，自然就有体会。应事接物，要用本性、真性，不要为物欲所迷惑，这样就会发挥本体的清净本性，自然元气不耗而元气自足，元气回归内丹自结，人体之中自然水火（真水与元神）即济，气脉循环不已。

九、《摄生集览》养生论

“夫草木无知，犹假灌溉。矧人为万物之灵，岂不足资以保养。然保养之义，其理万计，约而言之，其术有三：一养神，二惜气，三堤疾。忘情去智，恬淡虚无；离事全真，内外无寄，如是则神不内耗，境不外惑；真一不杂。则神自宁也。抱一元之本根，固归根之真气；三焦定位，六贼忘形；识界既空，大同斯契，则气自然定矣，此惜气也。饮食适时，温凉合度。出处无犯于八邪，寤寐不可以勉强，则身自定矣，此堤疾也。三者甚易行，人自谓难行而不肯行。如此虽有长生之法，人罕专向，遂至永谢。”

注：原作者不详，见于明代胡文焕校正的《寿养丛书》载。养神、惜气、堤疾实为养生之大要。

释文：

一般花草树木，无知无灵，都要借助外力人工来灌溉滋生，况且人为万物之灵，难道不全力财资以助保养（法侣财地之财）。然而，保养长生之要旨，虽然理法万千，外人，常不得其门而入。概括而言，其要点有三：第一、养神的方法，第二、爱惜元气，第三、预防疾病的方法。

养神之法：舍七情六欲，灭贪欲，淡泊心志，虚心宁静，无身无虑，远离尘世，保全真气（肾气），外不惑心，真元内守；如此，神不内耗，境不从外惑，如此，心神自宁。

爱惜元气之法：以后天修养，凝神敛气，使丹田内真气旺盛，三焦元气充沛，外在六贼不能害人，内尔心神居正，则六识清净，妄心不生，元气平和，气机顺畅，自然元气蛰藏，经络通畅，百病不生！

预防疾病之法：饮食适度，不过寒过热，居所不受八邪侵犯，睡眠与苏醒，顺其自然，如此身定，为预防疾病之法。

此三者，很容易做到，但是人们都说难以做到，而不肯做。如

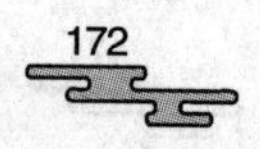

此，虽有养生祛病的长生之法，人们很少专门修习此法，从此萎靡凋敝！

十、李东垣论养生

“气乃神之祖，精乃气之子。气者，精神之根蒂也，大矣哉！积气以成精，积精以全神。必清必静，御之以道，可以为天人。有道者能之，予何人哉，切宜省言而已。”《省言箴》。

释文：

神旺则气旺，故气乃神之根；元气充沛，则肾中精气旺盛，故精乃气之子。元气实为精神之根蒂；内容太博大了！不耗气（少言）可以保肾精，精气足则可神旺，即所谓“精足气旺则神明”。心静神清，修之以道，可以称为超越生死的“天人”。我（李东垣）的德性，尚不够，只能做到省言以养气罢了。《省言箴》。

十一、《红炉点雪·却病秘诀》

夫修身之士，不识丹田所在，咸指脐下一寸三分为言，此为秉气之原，犹若果实受气于蒂。坎离上下，以此为中宫。气脉升降，以此为根地。根地否塞，则水火不能升降，心火炎烁，肾水枯竭，百病由此而生。上或头昏眼花，下至腰疼疝凝痔结。甚或真阳不固，多至腰折，良可悲已。人诚能以却病延年之法，敬而行之，或行或坐或立或卧，念念不忘。旬日之间，血气循规而不乱，精神内固而不摇，衰者起，萎者愈，疲瘁转康健之躯，枯槁回温润之色。顿觉增精补髓，养气助阳，耳目光明，疝痔消灭，身轻力健，百病咸除，功简而效速，诚为保身至道，却病之秘诀也。《却病秘诀》。

释文：

一般修真养身的人，不通晓了解丹田的位置与功效。大概指肚脐下一寸三分的部位，此处为元气（难经指肾间之动气）之根源，好似果实受养而成熟于蒂末。

坎离上下，指六十四卦相中的坎卦（水卦），位于上，离卦（火卦）位于下，此卦为水火既济，水上火下，水浇火熄，是吉卦。以此为中央，人体气机升降，气血生发，皆以此为根源，如果丹田气机闭塞不同，水火升降失常，肾水内藏，真水充沛，可制心火，如此水火既济，百病不生。如果肾水枯竭，真水不足，则心火炎烁，百病由此而生。

心火上冲，则头昏眼花，失眠健忘，肾水亏于下，则腰部酸痛，则疝气痔疮便血等等。甚或者真阳不固，遗精遗尿，崩漏下血，现代的骨质增生，腰椎间盘突出等，甚则腰椎骨折等，诸多疾病，由此而生。

人如果诚心以此却病延年之密法，恭敬对待，久久行之。或者坐式、卧式、行式，时时行之。练习十天左右，气血升降不乱，精固于内，神守于内，心火不炎，如此则衰老者，转旺盛之态，萎者转强壮之态，疾病者转康健之躯体，枯瘦憔悴回丰满温润之色。很快就感觉精气旺盛、骨髓强健，养气血，补阳气，耳聪目明，疝气痔漏消灭，身体轻盈，力量倍增，百病消除，方法简单，效果明显，为长寿长生最好的方法，祛病的秘诀。

十二、《三元延寿参赞书》养生论

彭祖曰：上士异床，中士异被，服药千裹，不如独卧。美色妖丽，娇妾盈房，以致虚损之祸，知此可以长生。

《阴符经》曰：淫声美色，破骨之斧锯也。世之人若不能秉灵烛以照幽情，持慧剑以割恩爱，则流浪生死之海，害生于恩也。

《仙书》云：阴阳之道，精液为宝，谨而守之，后天而老。书云：声色动荡于中，情爱牵缠，心有念，动有着，昼想夜思，驰逐于无涯之欲，百灵疲而消散，宅舍无宝而倾颓。

十三、东楼小参文·南宋白玉蟾

至道在心，心即是道。六根内外，一般风光。内物转移，终有老死。元和默运，可得长生，是故形以心为君，心者神之舍。心宁则神灵，心荒则神狂。虚其心则正气凝，淡其心则阳气集。血气不挠，自然流通。志意无为，万缘自息。心悲则阴气凝，心喜则阳气散。念起则神奔，念住则神逸。

夫人之一身，其心之神发于目而能视，视久则心神离。不在乎贪而丧心也；肾之精发于耳而能听，听久则肾精枯。不在乎淫而败肾也；肝之魂发于鼻而能嗅，嗅久则肝魂散，不在乎嗔而损肝也；肺之魄发于口而能言，言久则肺魄耗，不在乎躁而耗肺也。

至道之要，至静以宁其神，精思以彻其惑，斋戒以应其真，慈惠以成其功，卑柔以成其诚。心无杂念，可不外走。心常归一，意自如如，一心恬然，四大清适。心不在耳，孰为之声；心不在目，孰为之色；心不在鼻，孰为之香；心不在口，孰为之言。气聚则饱，神和则暖，所以道：心者气之主，形者气之宅，神者形之具。神即性也，气即命也。心静则气正，气正则气全，气全则神和，神和则神凝，神凝则万宝结矣。

施肩吾曰：气住则神住，神住则形全。必也忘其情而全其性也。性全则形自全，气亦全，道必全也。道全而神则旺，气子则灵，形可超，形可彻也，反复流通，与道为一。上自天谷，下及阴端，二景相逢，打成一块，如是久久，浑无间断，变化在我，与道合真。或者谓心动则神疲，心静则神昏，一动一静则不得，无动无静亦不得，则毕竟如何？娇如西子离金阁，美似杨妃下玉楼，日日与君花下醉，更嫌何处不风流。

释文：

修炼养生的方法，在于明心，心若无私，即可入道。内六根（眼耳鼻舌身意)，对应外六尘，是一般的状态。正因为有六识的变化，故人有老死。

如果阴阳合一，神守气静，则内气循环，能够得到长生之道。所以形体以心为君主，而心为神之宅舍。心气安定则神志灵敏，心气动荡则神志颠狂，妄心若除则元气通畅；淡泊心志，则神清心静，气血充沛，有护标之功。气血不凝滞，自然熏肤，充身、泽毛，自然流通。内在精神无妄心惑乱，万种杂念不起。七情悲伤，则气涩血凝；心喜则气畅血通。杂念若生，则神动荡与外，念止，则心平气和。

人之一身，心神(脑)的功能，联通到眼睛而能视，看久后，则心神相离。不亚于贪欲之伤心。肾的精气通于耳而能听，久听则肾精枯，不亚于过淫而导致的肾亏！肝的魂到达鼻，人产生嗅觉，嗅久则伤肝魂散，不亚于大怒之伤肝。肺之魄发于口而能言，久言则耗散肺魄，不亚于烦躁之伤肺(此段，与中医内经的论述稍有出入，但是瑕不掩瑜)。

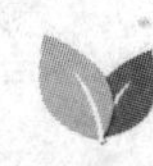

修身养性的要点，虚心至静则安神定志，祛除妄心以彻解迷惑(许多论本误载为“彻其感”，实为“惑”)，素食斋戒，感应真气，心怀慈悲，可助其功，诚意正心，可成其事。心无杂念，神守于内，神气不散归于丹田，真意常存，构成身体的四大物质(地水火风)，和谐清适。感官收于内，心不在耳，无五声之觉；心不在目，无五色之分，心不在鼻，无五香之辩。心不在口，谁为之言。如此可感知神气在丹田的聚积。所以说：心神为元气之主，形体为元气之宅，生命形体由神所主。神之表现为性，元气表象为命，心无妄则心静气旺，气旺则神和，神气凝于丹田，则内丹可生。

唐代施肩吾(华阳真人)说：元气停留，神亦停留，即气住则神住，神守形则形全。修道者，必忘七情六欲，保全心性，如无怒、无悲、无思、无喜等，则形全气畅，道必可全(全真含义：全精、全气、终而全神，可全真、全道)。心性精神旺盛，人体气机升降灵活通畅，形体可以超于时空存在，心性可通彻无惑神与炁(气)自周天反复流通，整体归一炁，上自泥丸(上丹田)，下自会阴，心肾相交，水火既济，金丹形成，内药产生，久久行之，丝毫不断，守真全神，形神合一，最终致炼神还虚的高级阶段。其中心神妄动则神疲，心性死静则神昏，或偏动或偏静则不得正果，不动不静亦不得正果。

最终如何解释？修到好处：人体神炁相合，水火既济，真水真火(心性)相媾，八脉归一，万气朝元，一身贯通，阳长阴消，其感觉，娇如西子下阁楼，美似杨妃下玉楼，恍兮惚兮，如花下醉酒，美不可言，只可自己体会。大药生(内药)，道胎成，元炁充沛，百邪不能害，所谓事成功毕，处处风流！

十四、《天隐子养生书·存想》论

“存谓存我之神，想谓想我之身。闭目即见自己之目，收心即见自己之心。心与目皆不离我身，不伤我神，则存想之渐也。凡人目终日视他人，故心已逐外走；终日接他事，故目亦逐外瞻。营营浮光，未尝内照，奈何不病且夭耶？是以归根曰静，静曰复命成性，存众妙之门，此存想之渐，学道之功半矣。”

十五、朱丹溪论养身

(一)饮食色欲箴

“传曰：‘饮食男女，人之大欲存焉’；余每思之，男女之欲，所关甚大，饮食之欲，于身犹切，世之沦胥陷溺于其中者，盖不少矣。苟志于道，必先于此究心焉。因作饮食、色欲二箴，以示弟侄，并告诸同志云。”

(二)饮食箴

人身之贵，父母遗体，为口所伤，滔滔皆是。人有此身，饥渴洊

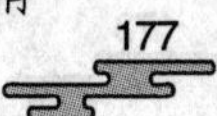

兴，乃作饮食，以遂其生。睠彼昧者，因纵口味，五味之过，疾病蜂起。病之生也，其机甚微，馋涎所牵，忽而不思。病之成也，饮食俱废，犹贻父母，医祷百计。山野贫贱，淡薄是谙，动作不衰，此身亦安。均气同体，我独多病，悔悟一萌，尘开镜清。曰节饮食，易之象辞，养小失大，孟子所讥，口能致病，亦败尔德。守口如瓶，服之无斁。

释文：

人身之贵重，拜父母所赐而生，由饮食所伤者，到处都是。或饥或渴混乱交替，乃作饮食，以顺养生存。看那些愚昧无知的人，因放纵口味，过于贪吃，酸苦甘辛咸五味若过，则疾病蜂拥而起。疾病诞生开始之初，病机表现迹象轻微，只因为嘴馋，为欲望所牵，疏忽大意而不思病机。日积月累，而成大病，不喝水、不吃饭，饮食俱废。父母家人，心存忧念，求医问药，用尽百计。

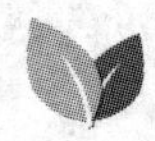

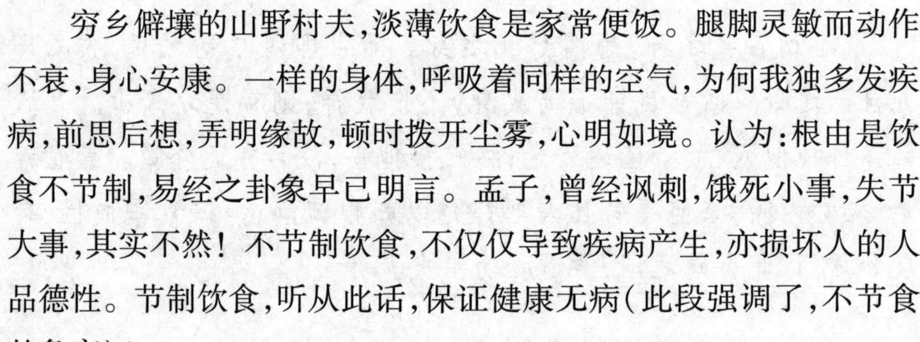

穷乡僻壤的山野村夫，淡薄饮食是家常便饭。腿脚灵敏而动作不衰，身心安康。一样的身体，呼吸着同样的空气，为何我独多发疾病，前思后想，弄明缘故，顿时拨开尘雾，心明如境。认为：根由是饮食不节制，易经之卦象早已明言。孟子，曾经讽刺，饿死小事，失节大事，其实不然！不节制饮食，不仅仅导致疾病产生，亦损坏人的人品德性。节制饮食，听从此话，保证健康无病（此段强调了，不节食的危害）！

（三）色欲箴

惟人之生，与天地参，坤道成女，乾道成男。配为夫妇，生育攸寄，血气方刚，惟其时矣。成之以礼，接之以时，父子之亲，其要在兹。睠彼昧者，徇情纵欲，惟恐不及，济以燥毒。气阳血阴，人身之神，阴平阳秘，我体长春。血气几何？而不自惜！我之所生，翻为我贼。女之耽兮，其欲实多。闺房之肃，门庭之和。士之耽兮，其家自废，既丧厥德，此身亦瘁。远彼帷薄，放心乃收，饮食甘美，身安病瘳。

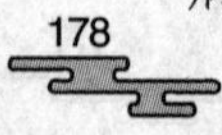

释文：

只有人的生命，与天地同列；坤道生成女人，乾道生成男人。男女在血气方刚时配为夫妇，是生育的需要。夫妻生活要符合礼节，遵循时间，才能生育出后代。热衷性生活且愚昧的人，纵情感，放纵欲望，夫妻生活唯恐不够，用燥毒的壮阳药（古代的五石散，现代的伟哥类、皆此类药）来助火。气为阳，血为阴，气血为之神，只有阴阳平衡、固密，人体才能健康长春，保持活力。人身有多少气血能供泄欲挥霍？人却不自我珍惜！本来生育人的夫妻生活，反而变成了害人的事。女人沉溺于情欲，欲求实在太多。闺房干净，家庭才能和谐。男人沉溺于情欲，家道事业自然荒废，既丧失了自已的德性，又戕害了自已的身体。远离房帏，才能收束放荡之心。不在胡思，饮食自然甘美，身体安康，疾病痊愈。

十六、《慧命经》

"活子时"论：其生之机，形如烈火，壮似焰风。非师传授，意息莫能制伏。别名猛虎，专吞人之性命，吸人之骨髓。任他三教英雄、豪杰，不得真传者，无不被他所丧失。古之志士、高人，必先伏此猛虎，始得成其道果。然而，其发动之形容，熏熏乎如浴之融暖，烈烈乎似火之将炽，一派壮旺强烈之性，熏蒸下行于淫根，威镇独立周身之精华，无不听命于他，医家谓之外肾兴。成佛作祖之妙诀，即在此下手矣。

……

《楞严经》载："必使淫机，身心俱断。断性亦无，于佛菩萨，似可希冀。"且自古得道者莫不先断淫机，而后能超佛越祖。世之为释子者，身心断淫之说，无不知之矣。然独有淫机一字，举世罕知。不但不知修炼之法而所以然者，身心亦不能实使其不淫也。何以故？且淫机一发，形如烈火，速似焰风，苟不得其法，安有不牵连身心之忧患也？且若无其机，身心安然，无所忧患矣。故世尊知其机之利害，难以自了。是教人以使之。

释文：

“活子时”论：其生发之时，形似烈火，犹如焰风。不是老师亲自传授，意息不能制伏。又叫做“猛虎”，专门吞噬人的性命，吸食人体骨髓。任他是三教英雄豪杰，不得真传者，全部被猛虎所消失。古代的圣贤高人，得道志士，必先降服此猛虎，才能修成正果。

然而，活子时（中医叫“相火”），其发动之形容，温暖如入浴，又如烈火焰烧，一派壮旺强烈之性，熏蒸下行于外肾淫根，统领周身之精华，威震独立，全身气血听命于他，医家称之为：外肾兴。成佛作祖，脱凡入圣，即在此刻下手。

《楞严经》载：“必使淫机，身心俱断。断性亦无，于佛菩萨，似可希冀。”

且自古以来，得道者，没有不先断淫机，而后能超佛越祖。举世之学佛者，身心断淫的说法，全部知道。唯独有“淫机”，举世少知。不但不知道修炼的具体方法且身心也不能实质上，使其淫机不生发。为何如此？且淫机一发，形速似烈火加风，如果不得其法，哪里会没有牵连身心之忧患？

况且，若无淫机发动，内外身心安然，必无所忧患矣。故祖师知道“淫机”之利害，难以自我了断，所以教人以方法。

十七、《集仙传》论“存三抱一”

晋道成自号崇真子，其论长生养性之旨曰：其要在于存三抱一。三者精、气、神，其名曰三宝。抱元者，抱守元阳真气也，守一神灵也。神在心，心有性，属阳，是为南方丙丁之火也；肾者能生元阳，为真气；其泄为精，是为北方壬癸之水，水为命，命系于阴也，此之谓性命焉。三一之道，在于存想于下丹田，抱守元阳。逾三五年，自然神定气和。神即定，则释其四大为无执焉。坦然修颐其真，功满行毕，其道成矣。

十八、《汉武内传》

上元夫人谓汉武帝曰：汝好道乎？勤而不获，实有由也。汝胎性暴，胎性淫，胎性奢，胎性酷，胎性贼。暴则使气奔而攻神，是故神扰而竭；淫则使精漏而魂疲，是故精竭而魂消；奢则使真离而魄秽，是故命失而灵失；酷则使丧仁而自攻，是故失仁而眼乱；贼则使心斗而口干，是故内战而外绝，此五事皆是截身之刀锯，刳命之斧斤矣。虽复志好长生，不能遣兹五难，亦何为损性而自劳乎？去诸淫，养汝神，放诸欲，从至俭，勤斋戒，节饮食，绝五谷，去膻腥，鸣天鼓，饮玉浆，荡华池，叩金梁，按而行之，当有冀耳。

十九、《太极道诀》

保身以安心养肾为主。心能安，则离火不外荧；肾能养，则坎水不外溃。火不外荧，则无神摇之病而心愈安。水不外溃，则无精涸之症而肾愈澄。肾澄则命火不上冲，心安则神火能下照。神精交凝，乃可以却病，乃可以言修矣。

潜心于渊，神不外游。心牵于事，火动于中。火动于中，必摇其精。心静则息自调，静久则心自定。死心以养气，息机以纯心。精气神为内三宝，耳、目、口为外三宝。常使内三宝不逐物而游，外三宝不透中而扰。呼吸绵绵，深入丹田。使呼吸为夫妇，神气为子母。子母、夫妇聚而不离，故心不外驰，意不外想，神不外游，精不妄动，常熏蒸于四肢，此金丹大道之正宗也。

凡人养神养气之际，神即为收气主宰。收得一分气，便得一分宝。收得十分气，便得十分宝。气之贵重，世上凡金凡玉，虽百两不换一分。道人何必与世上争利息乎？利多生忿恚，忿恚属火，气亦火种。忿恚一生，气随之走，欲留而不能留。又其甚者，连母带子，一起飞走，一起飞散。故养气以戒忿恚为切。欲戒忿恚，仍以养心、养神为切。

人心有二，一真一妄。故觅真心者，不生妄念，即是真心。真心之性格，最宽大，最光明；真心之所居，最安然，最自在。以真心理事，千条一贯；以真心寻道，万殊一本。然人要用他应事，就要养得他壮大，就要守他安闲，然后劳而不劳，静而能应。丹诗云："心走即收回，收回又放下。用后复求安，求安即生悟"也。谁云闹中不可取静耶？

世有学道数月而不见寸进者，为无真心向道也。人若有心于道，自然无事于心，人若心重于道，自然心轻于事。人若心浓于道，自然心淡于事。守其性兮不散乱，存其神兮不昏沉，又安有渴睡杂念之扰在哉？咄！理胜欲则存，欲胜理则亡。

宁神调息，只要心平气和。心平则神宁，气和则息调。心平，平字最妙。心不起波谓之平，心执其中谓之平。平即在此中也，心在此中，乃不起波，此中即丹经玄关一窍也。

修炼不知玄关，无论其他。只此便如入暗室一般，从何下手？玄关者，气穴也。气穴者，神入气中，如在深穴之中也。神气相恋，则玄关之体已立。

释文：

保身以安心养肾为主要方法。心神能安，则心火（即离火，用八卦中的离比喻为火，坎比喻为肾中真水）不上荧（守原位），肾精能藏能养，则坎水（肾精）不外溃。火不上冲，则没有神志动荡而心神安定。真水不外溃，则无肾精干涸之症，而肾气充沛清澄。肾气清澄则命门相火不上冲，心神安定，离火下照。如此乃可以水火既济，内药形成，预防疾病，可以修身论道矣。

心气下潜，如藏于深渊，神志不游荡于外。心牵于外事，欲火动

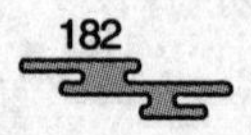

于中。欲火动于内，必耗伤肾精。心神寂静，呼吸调和，静久之后则可以内养元气，神炁相凝于下焦。精气神为内藏之三宝，耳口鼻为外三宝。常常使内三宝不逐外而游荡，外三宝不由外扰乱心神。呼吸绵绵，深入丹田。使呼吸犹如夫妇，神炁犹如子母。即意守下焦丹田，呼吸、神炁、聚而不离，故心不外驰，意念不想、神不外荡，则元精守于内，肾精也不妄动，如此，原炁源源不断，熏肤、充身、护卫于四肢五脏，此金丹大道的正宗修炼秘法。

凡人养神养气的时候，神即为守气收气的主宰。收得一分气，便得一分宝。收气十分，便得十分宝。气之贵重，世俗的普通金玉，虽然百两，也不能换来元气一分。修道之人何必与世俗的凡人争一分一毫的利息？金钱多，则多生忿恚恼怒，忿恚五行为火，气也属火性。忿恚恼怒产生，则气随之走散，想要留而留不住。更有甚者，神炁子母，一起飞走，一起消散。所以养气以戒忿恚恼怒为主要。想要戒灭忿恚恼怒，仍以养心、养神为要点。

人心有二个：一个真心、一个妄心。要寻觅真心者，不生妄念，便是真心。真心之性格，最为宽大、最为光明；真心若能长居，则最安然、最自在。真心理事，事虽复杂，但以真心，以一统领。以真心求道，现象千万，但是以真心为根源一本。

宁神调息，只要心平气和。心神平和则神志安宁，气和则息机调畅。心平，平字最妙。心不起波为之平，心执其中为之平。平即在其中，心在此中，乃不起波，此中即丹经强调的玄关一窍也。

修炼不知玄关，无论其他。只此一项，便好似入暗室一般，从何下手修炼？玄关者，气穴也。气穴者，乃神入气中，如在深穴之中也。神气相恋相守，则玄关之体以立。

二十、《千金要方》《千金翼方》论养生

彭祖曰：上士别床，中士异被，服药百裹，不如独卧。色使目

盲，声使耳聋，味使口爽，苟能节宣其宜适，抑扬其通塞者，可以增寿。一日之忌者，暮无饱食；一月之忌者，暮无大醉；一岁之忌者，暮须远内①，终身之忌者，暮常护气。夜饱损一日之寿，夜醉损一月之寿，一接②损一岁之寿，慎之！

彭祖曰：和神导气之道，当得密室，避户安床暖席，枕高二寸半，正身偃卧瞑目闭气于胸中，以鸿毛著鼻上而不动，经三百息，耳无所闻，目无所见，心无所思，如此则寒暑不能侵，蜂虿（蠆 chai，一种毒虫）不能毒，寿三百六十岁，此邻于真人也。每旦夕面向午，展两手于脚膝上，徐徐按捺肢节，口吐浊气，鼻引清气，良久，乃以手左托右托上托下托前托后托，瞋目张口叩齿摩眼押头拔耳挽发放腰。咳嗽发，阳振动也。双作只作，反手为之，然后掣足仰振，数八十九而止。仰下徐徐定心，作禅观之法：闭目存思见空中太和元气，如紫云成盖，五色分明，下入毛际，渐渐入顶，如雨初晴，云入山透皮入肉，至骨至脑，渐渐下入腹中，四肢五脏皆受其润，如水渗入地若彻，则觉腹中有声汩汩然，意专思存，不得外缘，斯须即觉元气达于气海，须臾则自达于涌泉，则觉身体振，两脚踡曲，亦令床坐有声拉拉然，则名一通。一通二通，乃至日别得三通五通，则身体悦泽，面色光辉，鬓毛润泽，耳目精明，令人食美，气力强健，百病皆去。五年十岁长存不忘，得满千万通则去仙不远矣。

凡调气之法，夜半后日中前，气生得调；日中后夜半前，气死不得调就。调气之时则仰卧床，铺厚软，枕高下与身平，舒手展脚，两手握大拇指节，去身四五寸，两脚相去四五寸，数数叩齿饮玉浆，引气从鼻入腹，足则停止。有力更取，久住气闷，从口细细吐出尽，还从鼻细细引入。出气一准前法。闭口以心中数数令耳不闻，恐有误乱，兼以手下筹，能至千则去仙不远矣。若天阴雾，恶风猛寒，勿取

① 远内：指远房事。

② 一接：亦指房事伤精气，影响一年。

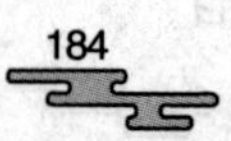

气也，但闭之。若患寒热及卒患痈疽，不问日中，疾患未发前一食间即调，如其不得好差，明日依式更调之。若患心冷病，气即呼出；若热病，气即吹出；若肺病即嘘出；若肝病即呵出；若脾病即嘻出；若肾病即呬(xi)出。夜半后八十一，鸡鸣七十二，平旦六十三，日出五十四，辰时四十五，巳时三十六。欲作此法，先左右导引三百六十遍。

二十一、《金丹大要·上药三品说》

夫精者，极好之称。美者言精，恶者言粗，凡物皆然。

人惟精最贵，而甚少在，身中通有一升六合，此男子二八已满未泄之成数，称得一斤。精与气相养，聚则精盈，精盈则盛。

噫！精之为物，其至真至宝乎！奚可纵欲而丧躯乎？丹阳祖曰："色者虎狼，败人万行，损人善事，亡精灭神，至于殒躯，为道之大孽。惟下愚之人，谓其寿命数定，恣欲以快其意。"古人戒曰："油枯灯尽，髓竭人亡。"精实一身之根本，安有无根本而能久乎？

象川翁曰："精能生气，气能生神，荣卫一身，莫大于此。养身之事，先宝其精。精满则气壮，气壮则神旺，神旺则身健，身健则少病。内则五脏敷华，外则皮肤润泽、颜容光彩、耳目聪明。老当益壮，神气坚强。精之全者，无如赤子。使赤子有知，保固其精。而无泄。待年壮明敏，遇至人授以调燮之道，必作无为之真仙矣。"然以人身中之精而言，乃后天之精。若论还丹，却非此精。

夫气者，夫天地万物，莫不由之。在天地之外，包覆天地。在天地之内，运行天地。

人身全具天地阴阳造化之气，动而用之，又有二焉。二者何也？有先天之气，有后天之气。

世人但知养生止于禁欲，殊不知一念若动，气随心散，精逐气亡。为此道者，当体太虚内外如一。噫！气之为物，可不爱乎？下愚之人，日则逞欲多劳，夜则恣欲散精，气因之以乏。不知气乃命之蒂,未有花无蒂而不凋者。养生之(士),先资其气,资气在于寡欲。情欲不动,则精气自相生矣。

释文:

夫精者,是最好的、最完美的。最美好者,称之为“精”;臭恶者,称之为“粗”,一般都是这种习惯。

人唯有“元精”,极为贵重,而内存甚少;发育成熟后,一部分转化为“后天肾精”,身体总共有一升六合左右,在男子十六岁时,大致是一斤之数。精与炁相互滋养,气聚则精盈,精盈则气盛。

唉,人身所藏之精,是非常真实非常宝贵的物质!如何能够纵欲而损害形体呢?丹阳祖师说:“色者虎狼,损害人的功夫,消亡肾精,灭绝心神,最终丧失身躯,为修道最大的罪恶。唯有极愚蠢之人,自以为寿命自有天数,随意纵欲,以适其心意。古人曾经告诫说:油枯则灯火灭,精髓竭则人亡。”

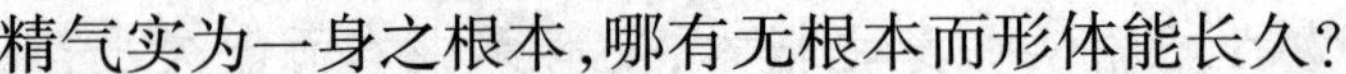

精气实为一身之根本,哪有无根本而形体能长久?

象川翁说:“精足能生元气,炁旺则能生养元神,护卫人的身体,这是最大的功劳。修真养身之事,首先以精为宝,精满则气壮,气壮则神旺,神旺则体健,通于内,则五脏得以滋养,达于外则皮肤润泽,容颜光彩照人,耳目聪明。老当益壮,神气坚强。元精得以保全者,莫如婴儿。假使婴儿有知,保固其精。使元精无泄。待年壮气盛,感觉敏锐时,遇到超凡脱俗的修道的真人,传授以调养神气之道,一定能够修成无为之真仙矣。”然而以人身中之精来说,是后天的肾精,若论还丹,则是主宰此精成熟的先天元精。

气,是天地万物的主宰,天地之外,包覆天地。天地之内,运行天地。

人身全部具有天地阴阳造化之气,动而用之,又一分为二。二者何也?有先天之炁,有后天之气。

世人但知道养生的方法,在于禁欲,但是不知道欲念如果发

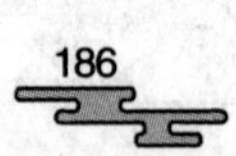

动，气随心散，元精随之（肾精），也逐气而亡。为此，修道者，当体察太虚内外，一气流行。

噫，气之为物，难道能不爱护吗？最愚蠢的人，白天逞强而多劳作，夜半则纵欲耗伤肾精，元气也因此而匮乏。不知元气乃是性命之蒂，花若无蒂，花必凋谢。

修真养身之士，先滋补元气，滋补元气在于寡欲。情欲不动，则精气自然相生矣。

二十二、《祈嗣真诠·聚精篇》

元精在体，犹木之有脂，如鱼之得水，气依之，如雾覆源。方为婴孩也。未知牝牡之合而朘作，精之至也。纯纯全全，合于大方；溟溟清清，合乎无伦。十六而真精满，五脏充实，始能生子。然自精既泄之后，则真体已亏，元形已凿，惟借饮食滋生精血。不知持满，不能保啬，所生有限，所耗无穷，未至中年，五衰尽见，百脉俱枯，虽施泄而不能成胎，虽结胎而不能寿考矣……肾为精之府，凡男女交接，必扰其肾，肾动则精血随之而外流，虽不泄精已离宫，未能坚忍者，亦必有真精数点，随阳之萎而溢出，此其验也。如火之有烟焰，岂有复返于薪者哉？是故贵寡欲。

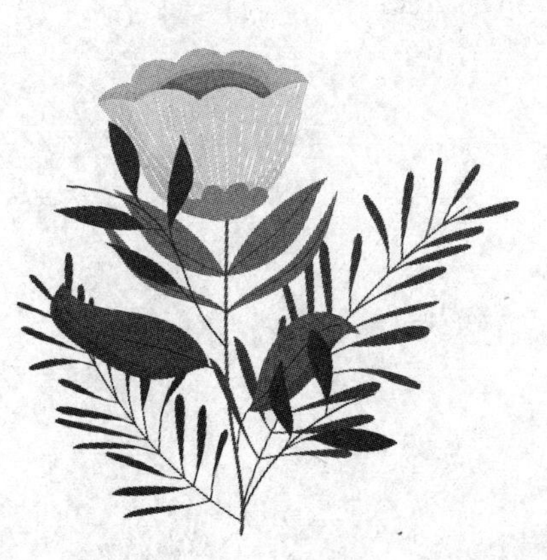